AF353564

HIIT
ESSENZIALE

Titolo originale: "HIIT ESSENZIALE"

Autore: Gian Mario Migliaccio, Ph.D

Proprietà Letteraria Riservata;: © 2017 Sport Science Lab S.R.L.

Prima edizione: gennaio 2017
Linea Editoriale: Just A Minute Science

ISBN: 978-88-942463-0-8

Sito internet

www.migliaccio.it

Immagini

Adobe Stock

Tutti i diritti sono riservati a norma di legge è vietata qualsiasi duplicazione del presente libro senza l'autorizzazione scritta dell'Autore e dell'Editore.

Le indicazioni riportate in questo libro sono basate sia su evidenze scientifiche che su suggerimenti basati sull'esperienza degli autori.

Il libro ha esclusivamente scopo formativo e non sostituisce alcun tipo di trattamento medico o nutrizionale.

Qualunque attività fisica riportata o ispirata dal testo deve essere effettuata dopo una idonea visita medico-sportiva come da disposizioni vigenti.

Qualunque programma alimentare o psicologico o medico riportato o ispirato dal testo deve essere attuato dopo un consulto con uno specialista medico, biologo o psicologo.

Il libro ha esclusivamente scopo formativo.

Gian Mario Migliaccio, Ph.D

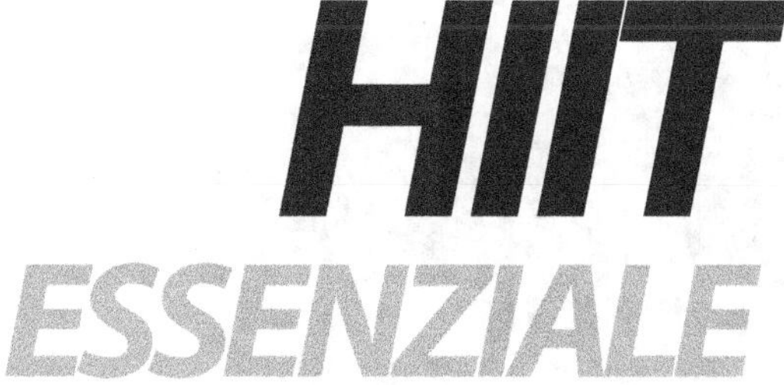

HIIT
ESSENZIALE

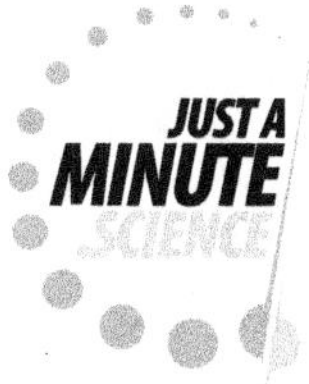

ATTENZIONE

questo libro è veramente "scritto per la nonna",
è semplice e discorsivo ma se vuoi un livello avanzato devi leggere i
libri della linea "formula" oppure "la scienza per vincere" e non la
linea "essenziale"

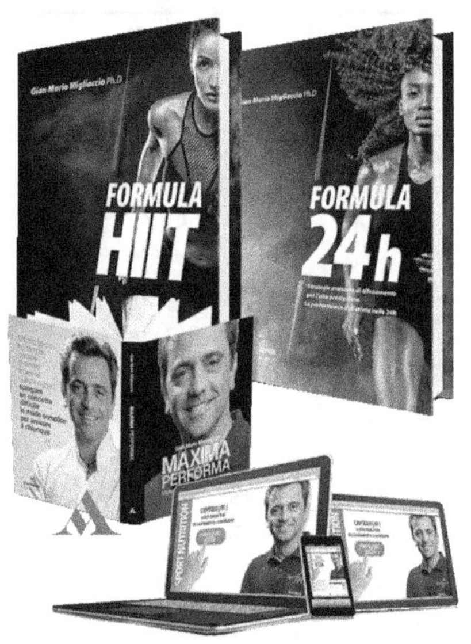

...ora che te l'ho detto, possiamo iniziare

Sommario

Questo libro è parte della linea "Essenziale". Cioè tutto il minimo necessario per comprendere un argomento, digerirlo facilmente e portarsi a casa i concetti chiave. E magari fare anche un figurone con gli amici.

Con le informazioni di questo libro però non passerai mai un esame all'Università, non almeno in Fisiologia o Biochimica, ma sarai molto più padrone della materia.

La linea editoriale "Essenziale" è il primo livello di *formazione*, che viene subito dopo quello dell'*informazione*, ovvero le centinaia di video ed articoli che ho registrato e scritto e che trovi un po' ovunque, gratuitamente.

In questo libro troverai tanti esempi o ragionamenti sotto forma di metafore, troverai personaggi di fantasia che ti cattureranno nelle loro storie, tra allenamenti duri o successi o sconfitte.

Ma alla fine ti porterai a casa molti dubbi, in meno.

E qualcuno in più.

HIIT Essenziale parla dell'Allenamento Intervallato ad alta Intensità. Quando parliamo di HIIT parliamo di allenamento basato su evidenze scientifiche internazionali, non di tabelle scaricate dai motori di ricerca.

Nel mio lavoro e nella mia pagina sui social ricevo decine di migliaia di richieste, commenti, condivisioni e gran parte sono del tipo "bello!", "giusto", lo "condivido".

Ma qualche dubbio mi rimane.

Cosa è giusto o sbagliato non è un fattore personale, una opinione.

Quando parliamo di allenamento basato su evidenze (in inglese: evidence-based) ci riferiamo a "fatti" e non a "opinioni".

Se diciamo ad esempio che l'ossidazione dei grassi è più efficace significa che per decine di migliaia di volte sono stati sottoposti a test sperimentali atleti di ogni razza, sesso ed anche religione.

Ed i dati hanno dimostrato questa ipotesi.

Ma la ricerca scientifica è una nicchia, nella nicchia dell'informazione. Però cambia le sorti del Mondo.

Peccato che non se ne parli mai, se non dopo anni ed anni.

Io sono Dottore di Ricerca, quel simbolino "Ph.D" vuol dire questo.

Ovvero un titolo post-laurea che ti porta ad occuparti di queste tematiche, mi trovi anche su PubMed qualche decina di volte ed in foto sia come ex atleta agonista che come Sport Scientist con atleti Olimpici di Londra e Rio. Poi ho l'abilitazione a Professore Universitario dal 2016 e sono Professore Associato all'Università San Raffaele di Roma.

Ho lavorato e continuo a lavorare ovunque, nel Mondo, da libero professionista.

Tra le cose che ho sempre notato tra l'Italia e l'Estero è che in Italia ben pochi usano aggiornarsi sulle ricerche scientifiche, vuoi perché sono solo in inglese, vuoi perché sono complicate.
Ma questo è un problema, serio.

Mentre nel Mondo tutti accedono alle informazioni più aggiornate, in Italia si fotocopiano i libri del 1980, passati dall'amico allenatore appena appeso il fischietto al chiodo.
Certo, non è proprio così, non saremmo una delle prime 20 nazioni al Mondo. Ma non culliamoci sugli allori.
La ricerca scientifica nel campo "Sport Science & Sport Medicine" ha fatto un enorme balzo in avanti negli ultimi 15 anni, con migliaia di studi che stanno mettendo in discussione tante certezze del passato. Forse è il caso di non sottovalutare la cosa.

La ricerca è quindi ormai a livelli mai visti. Ma poi bisogna far arrivare le informazioni a tutti, senza barriere in maniera semplice ed efficace. E qui le cose si fanno serie.
Quello che si sta facendo forse non basta.
Non basta leggere, bisogna anche capire e mettere in pratica quanto appreso. Ma come si fa a capire di essere pronti?

Albert Einstein diceva

"Non hai veramente capito qualcosa fino a quando non sei in grado di spiegarlo a tua nonna."

Non so la tua, ma mia nonna lo avrebbe capito bene se le avessi detto "Nonna, se faccio questo allenamento la ciccia man mano diventerà di meno".
E sicuramente lei non si sarebbe preoccupata di vedermi stanco.

La stanchezza, infatti, la conosce anche la nonna. È uno dei primi problemi dell'allenamento. Ma serve davvero stancarsi?
Lo vedremo nel dettaglio nei prossimi capitoli ma intanto ti voglio lasciare un concetto di base: l'HIIT funziona.
Ma solo se ti alleni esattamente rispettando la corretta metodologia, altrimenti non succederà nulla.

E allora, perché l'HIIT è sulla bocca di tutti?
I motivi sono molteplici: utilità, praticità, efficacia. Ma anche tantissima ricerca scientifica alla base ed una dose massiccia di marketing all'apice.

Insomma, è una storia che parte da lontano.
Forse è il caso che ti spieghi tutto partendo dall'inizio...

Capitolo 1

Introduzione all'HIIT

Nell'evoluzione dell'uomo i nostri antenati dovevano effettuare percorsi giornalieri di oltre 15 km, non tutti a velocità costante perché alternavano momenti a basse intensità, in silenzio per catturare le prede, a fasi molto intense al massimo delle proprie possibilità per sfuggire dalle belve.

Senza avere una seconda possibilità.

Allo stesso tempo svolgevano azioni dinamiche, come camminare o correre sia in pianura che in montagna, ma anche azioni di potenza e velocità per superare dossi o fiumi. Un susseguirsi quindi di fasi a diverse intensità, ritmo, velocità, forza e potenza era richiesto in modo intervallato e casuale nella vita di tutti i giorni.
Nell'evoluzione dell'uomo questa era chiamata vita.
Nei tempi moderni la chiamiamo allenamento.

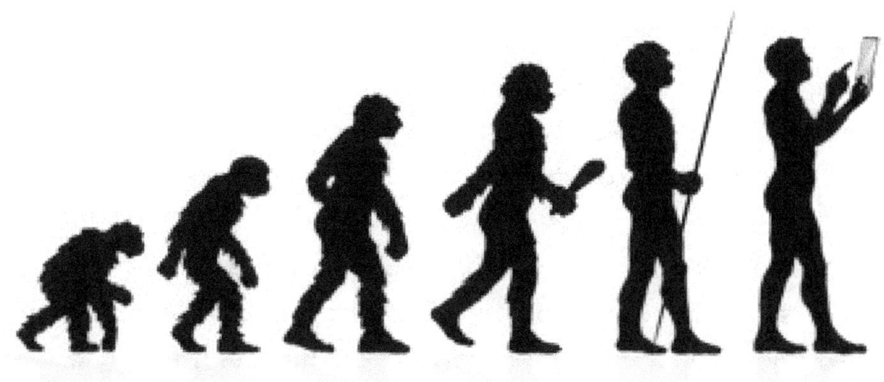

Siamo velocisti o fondisti?

Questa considerazione, seppur basata su fondamenti corretti e dimostrata dalla genetica, non sembra essere una vera discriminante nella prestazione.

Biopsie su atleti, sempre più recenti, hanno dimostrato che la prima catalogazione di fibre, bianche o rosse, si è man mano evoluta in un'innumerevole sotto-gamma di sfumature, fino a 7 nelle più recenti pubblicazioni scientifiche, che forniscono all'atleta una predominanza di potenzialità genetiche ma anche una straordinaria possibilità di allenare le fibre "miste" per diverse azioni dinamiche.

E allora perché chi è fondista non è veloce? Il più delle volte la genetica non è la causa, semplicemente non ci si allena per quell'obiettivo e quando andiamo veloci siamo completamente disallenati sia negli aspetti neuromuscolari che metabolici.

Questa situazione la ritroviamo in atleti che hanno sempre concentrato le proprie attenzioni su allenamenti dove la "base aerobica" era la priorità. Allenamenti di lungo e lento (con terminologie diverse da sport a sport) con grandi volumi in steady state, ovvero a velocità costante e sottomassimale.

Questo tipo di allenamento, basato su metodologie del secolo scorso, è tutt'oggi ampiamente praticato soprattutto da amatori e principianti ma è non più considerato di massima efficacia dalle evidenze scientifiche.

Perché il Mondo sta diventando "evidence-based"?

Semplicemente perché "basarsi su evidenze scientifiche", ovvero su fatti, ci ha fatto superare i concetti del passato, teorizzati ma non dimostrati, che hanno caratterizzato tutta la metodologia dell'allenamento degli ultimi 100 anni.
Ma le cose cambiano e ci si "apre" alla scienza.

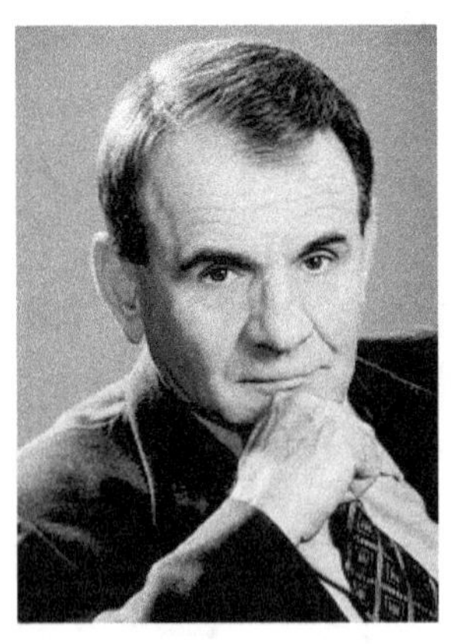

Nel 2014 il Professor Platonov mi invitò come relatore a Kiev in occasione del Congresso Scientifico che anticipava la presentazione del suo ultimo libro di fisiologia dell'esercizio.

Vladimir Nikolaevich Platonov (4) è stato uno dei maggiori "capofila" di quel gruppo di esperti del periodo Sovietico che hanno scritto tutto quello che ora è ritenuto di "opinione diffusa" sull'allenamento, basta entrare in un

Bar e discutere di aerobico, anaerobico o supercompensazione e si cita Platonov, anche senza saperlo.

Tutti hanno certezze e a volte nessun dubbio.
Ma non Platonov.

Con una straordinaria capacità di innovarsi, in ogni sua slide lui sottolineava *"io dicevo così, ma ora è diverso"* citando tutte le evidenze scientifiche più autorevoli sulla fisiologia dello sport, sull'allenamento e disallenamento, sugli aspetti neuromuscolari e sull'HIIT.

Ora è diverso.

L'allenamento basato sulle evidenze (EBT Evidence Based Training) sta man mano affiancando, in applicazione e risultati, l'allenamento basato sulla sola esperienza.
Allenare oggi non vuol più dire fare un set di "5x8" ma capire quale "adattamento fisiologico" comporta una diversa manipolazione di variabili in una perfetta ed opportuna calibrazione di intensità, durata, frequenza, sovraccarico, recuperi e così via.

Ogni modifica ad una singola variabile crea una risposta diversa, un diverso adattamento, un diverso risultato.

Un atleta stanco, o un atleta vincente.

Allenarsi con evidenze scientifiche è quindi una fase nuova, che la Medicina ha già affrontato da 100 anni e che lo Sport sta adottando in maniera esponenziale dai primi anni duemila (5).

Allenare oggi un atleta basandosi su 100 anni di esperienza, 40 anni di ricerca e decine di migliaia di atleti testati ci consente di affrontare la sfida sportiva con una diversa consapevolezza, dove la competenza è una chiave del successo.

La più efficace, forse.
La ricerca non ci fornirà mai la certezza, e qui l'esperienza diventa determinante, ma ci garantirà di escludere quello che "sicuramente non è".
Un metodo scientifico che può diventare alla portata di tutti, un metodo deduttivo che si può implementare fin da domani.
Ampliando le nostre conoscenze e magari dando uno sguardo alle puntate del Dr. House.

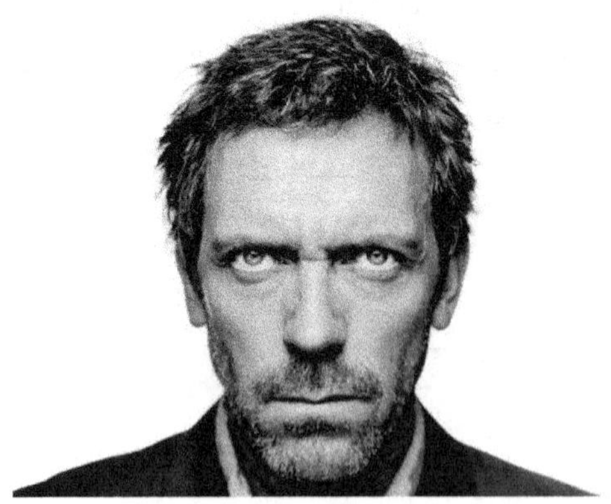

Figura 1 - Hugh Laurie, alias Dr.Gregory House M.D. nella celebre serie televisiva della NBC

Il Dr. House in palestra?

Osservare il fenomeno, analizzare il problema, formulare una ipotesi, elencare tutte le possibili conseguenze anche quelle più improponibili, ipotizzare dei test coerenti, vedere i risultati, fare una prima valutazione, agire per risolvere il problema.
In un ciclo virtuoso che riparte da queste valutazioni finali.

Questo significa partire da dati certi (evidenze scientifiche), lavorare in team con competenze trasversali, ragionare per esclusione e deduzione.
Eliminare le ipotesi meno probabili e focalizzarsi su quelle più realistiche, effettuare test specifici e coerenti con l'obiettivo.
Valutare i dati, ragionare sulle opzioni. Arrivare alla soluzione.

È medicina? No. È il metodo scientifico.

Lo Sport diventerà così? No, lo Sport è già così.
Chi vince nel Mondo è già su questa linea, il problema è per chi sta facendo passare il tempo, sfumando opportunità per i suoi atleti rimanendo ancorato al passato, magari con un pizzico di orgoglio che gli fa dire "io so già come si fa".
Può essere, ma non è detto che sia l'unica soluzione.
O la più efficace.

HIIT, Allenamento Intervallato ad Alta Intensità.

L'HIIT è tutt'oggi la massima tendenza mondiale nella sperimentazione delle aree Sport Science & Medicine. Non c'è Congresso o Rivista che non tratti in qualche modo anche gli effetti dell'allenamento HIIT in qualsiasi area della Biologia umana.

Ma non è stata una cosa semplice.

Tutto nasce agli inizi del 1900 con alcuni casi di successo nel settore dell'atletica: Juho Hannes Kolehmainen e Paavo Nurmi - finlandesi, ed Emil Zatopek - cecoslovacco, hanno vinto tutto in tutte le distanze per oltre 50 anni.

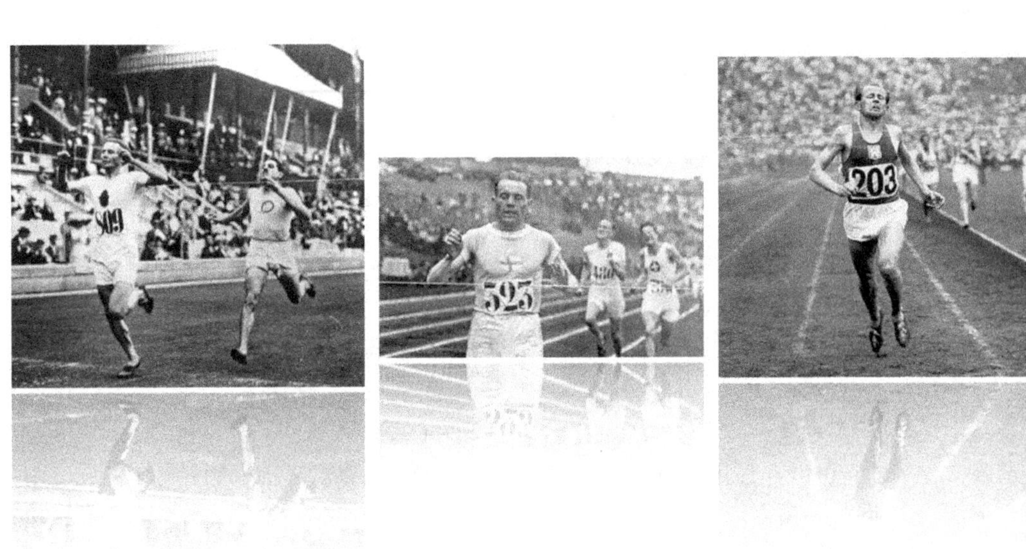

Figura 2 - Kolehmainen, Nurmi, Zatopek (Foto Wikipedia)

Questi atleti si allenavano con metodi "ad intervalli", ben diversi dai metodi praticati dai loro avversari, e vincevano.

Negli anni anche tanti altri atleti, di diversa provenienza e disciplina, si sono avvicinati allo stesso metodo, replicando le varie tabelle "miracolose".

Ma nessuno di loro è mai entrato nella storia.

Perché qualcuno vince ed altri no, pur con le stesse tabelle?

L'HIIT non è un metodo ideato da qualche stratega del marketing ma è basato su evidenze scientifiche. E la fisiologia è basata sull'uomo e sulla sua diversità.
Fino al 1960 le esperienze di "campo" dei metodi intervallati sono state innumerevoli ed una è particolarmente nota anche nei giorni nostri: il Fartlek.

Fartlek, che in Svedese suona come «gioco delle velocità», è stato applicato nel 1937 dall'allenatore Gosta Holmer per allenare gli atleti di Cross Country, sempre battuti da Paavo Nurmi.
Era un allenamento «easy», facile da capire e da praticare, intervallato da brevi (50-60 m) o lunghi (2 k) intervalli «hard», molto intensi, finché l'atleta non era stanco.
Il Fartlek, sicuramente ancora oggi uno dei nomi più noti per chi si allena, è sempre rimasto apprezzato sia dagli atleti che dagli allenatori.

Dava buoni risultati, ma non per tutti.

Dal campo al laboratorio.

Solo nel 1960 si passò ad una fase "sperimentale" quando in Europa lo svedese Per-Olof Astrand, Professore di Fisiologia, pubblicò la prima ricerca sul metodo ad intervalli (3 minuti al 90%), seguita da una seconda ricerca (10 secondi al 100% e 10 secondi di recupero) che probabilmente «ispirò» i successivi studi (8).

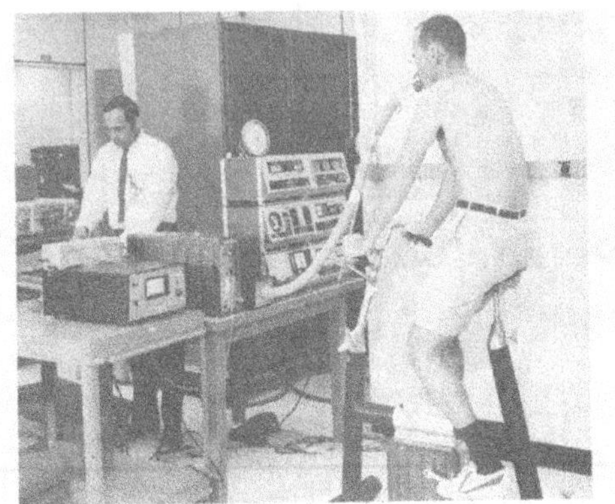

Fig. 12-2. Oxygen consumption computer. System for continuous computation and display of the amount of oxygen consumed during automatically timed 1-minute periods (by monitoring respired air) consists of a breathing mask and hose, mass flow meter, fan, oxygen polarographic sensor, heater to prevent condensation by maintaining the temperature of the sensor at 96° F., special-purpose analog computer, and two full-scale calibrators spanning the total range of applications from basal metabolism to maximal exercise. Assistant (left) collects bag samples for validation. (Courtesy NASA.)

Nel frattempo, anche in America studi scientifici sull'esercizio fisico iniziavano ad essere attivati con maggiore frequenza. Tra i vari filoni uno era indirizzato ad analizzare le varie modalità di recupero e gli effetti.

Il ricercatore americano Edward Fox si focalizzò su questi metodi intervallati per scopi militari. La differenza sostanziale tra i due filoni era il recupero: il primo passivo, il secondo attivo.

Recupero attivo o passivo?

La differenza è netta, non sono modalità intercambiabili. Scegliere un'opzione tra le due è come avere una biforcazione ad un bivio: destra o sinistra?

Le strade non si incontreranno mai.

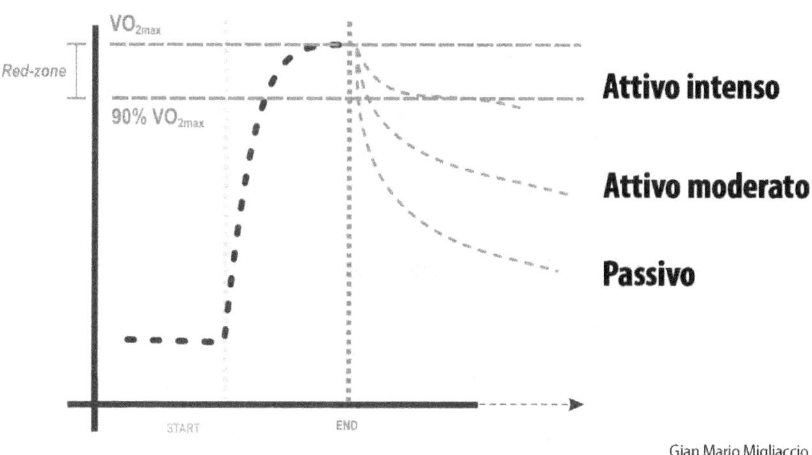

Vediamo allora la differenza tra i recuperi, alla base delle variabili dell'HIIT.

- **Il recupero passivo** è probabilmente quello che meglio conosciamo perché è quello comunemente usato e sicuramente abbiamo l'abitudine, fin da bambini, di utilizzare questa modalità: quando si è stanchi si chiede un "fermo gioco" e ci si ferma, fino alla nuova ripartenza.

- **Il recupero attivo** invece ci consente, una volta terminata la fase intensa, di continuare senza mai fermarsi ad una intensità più bassa, magari con corsa ciclica o similare, mantenendo quindi il nostro corpo in attività.

Con questa modalità manteniamo più alte le frequenze cardiache, la frequenza respiratoria ed il VO2.

I principali effetti

Il recupero attivo fornisce numerose possibilità. Una sua collocazione all'interno dell'allenamento deve essere valutata sulla base dell'obiettivo che si vuole raggiungere:

- **Nelle fasi all-out (fuori-tutto, massimali) fino a 6"** il recupero attivo "blocca" il ripristino della fosfocreatina, ovvero l'energia del meccanismo Anaerobico Alattacido.

  Usarlo quindi per migliorare la velocità di base dell'atleta non è particolarmente indicato perché bloccando la fosfocreatina sposterò, man mano che proseguo con le ripetizioni, la contribuzione energetica verso il meccanismo anaerobico lattacido. Le velocità sono "apparentemente" simili, ma gli effetti decisamente diversi. Allenare con recupero attivo questo meccanismo è come avere un'auto che spunta sempre con la seconda marcia inserita.

- **Nelle fasi all-out (fuori-tutto, massimali) uguali o superiori ai 20"** un tipo di recupero attivo consente il ritorno all'omeostasi in maniera più veloce con una riduzione delle frequenze e del VO2 in maniera più rapida. Venti secondi è un tempo che consente ad entrambi i meccanismi anaerobici (Alattacido e Lattacido) di attivarsi e di contribuire alla produzione energetica.

- **Negli allenamenti di HIIT** un recupero attivo consente di stimolare maggiormente il meccanismo aerobico, utilizzato sia per la produzione di energia, per l'azione di corsa a bassa intensità, che per il ripristino dell'energia spesa precedentemente nonché per lo smaltimento del lattato prodotto.

Un recupero attivo in questo caso manterrà alto il VO2 dopo la prima ripetizione consentendo di ripartire per le successive ad un VO2 oltre il 70%, vicino alla soglia "allenante" compresa tra il 90 ed il 100% del VO2max, chiamata "Red-zone", zona rossa.

Cosa si modifica con l'allenamento HIIT?

A volte il passaparola è più veloce della scienza e della metodologia ed oggi parlare di HIIT viene associato ad un allenamento "per dimagrire" o per la "composizione corporea".
Ma come stanno davvero le cose?
Le evidenze scientifiche sono ormai solide e si ragiona per Review e non più su studi singoli, con effetti dimostrati sia negli adattamenti centrali che periferici.

Ora il "puzzle" si sta ricomponendo e tanti tasselli sono particolarmente certi, vediamo di capirne i maggiori effetti, con immediati benefici sulla performance:

- Riduzione dell'accumulo di lattato
- Incremento del consumo di ossigeno
- Incremento dell'attività della pompa sodio-potassio
- Incremento dell'attività dei trasportatori di membrana
- Incremento degli enzimi ossidativi e glicolitici
- Incremento catecolamine, utilizzo di grassi e zucchero

Alcuni di questi effetti sono a carico di adattamenti di tipo "centrale" (Cardiorespiratori) ed altri di tipo "periferico" (Muscolo scheletrici), altri ancora adattamenti misti.

Capire se e come usare l'HIIT è un passaggio da fare dopo aver analizzato l'obiettivo da raggiungere, i punti di forza e di debolezza dell'atleta, il suo grado di separazione dal modello, teorico, del campione o modello di prestazione.

HIIT, Scienza o Marketing?

Nel 1990 in Giappone ci si domandava come usare la scienza ai fini prestativi e l'attenzione si focalizzò verso la squadra delle pattinatrici nipponiche, che puntavano ad una medaglia olimpica.

La "sfida" venne colta dal Professor Izumi Tabata che nel 1996 pubblicò il suo primo studio su un allenamento intervallato ad alta intensità nella prestigiosa rivista MSSE dell'American College Sport Medicine.

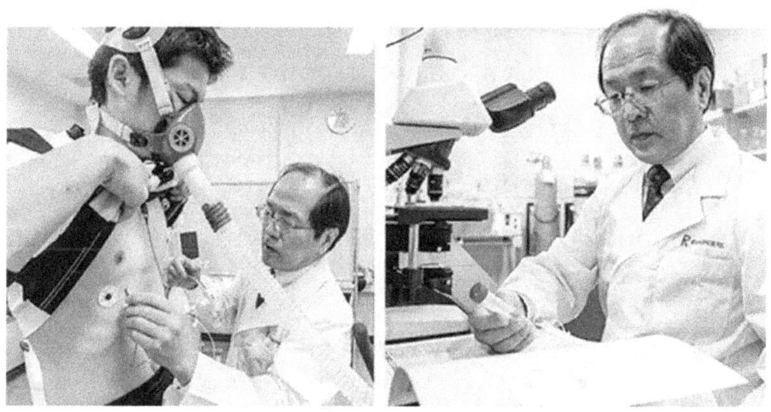

In sostanza Tabata aveva dimostrato effetti decisamente oltre le aspettative.

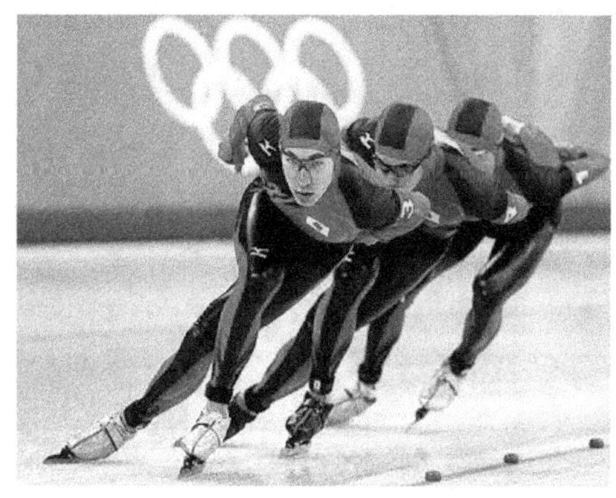

Utilizzando per il primo studio un campione formato da persone non particolarmente allenate un buon risultato era comunque atteso.
Ma questo accade in tante altre ricerche.

La grande differenza fu che utilizzando un protocollo che definiremmo "Anaerobico" ottenne effetti concomitanti anche sul meccanismo "Aerobico".

Il protocollo messo a punto da Tabata era da un lato di semplice esecuzione ma contemporaneamente anche decisamente intenso:

- 20 secondi all-out al cicloergometro a 85 rpm

- Recupero passivo 10"

- 8 cicli (inizialmente 6 fino ad entrare a regime), quando si raggiungeva l'8° ciclo senza decrementi si aumentava di 11watt la potenza

- Intensità al 170% della velocità al $VO2_{max}$

- 6 settimane, 4 giorni la settimana

- Il 5° giorno 30 min al 70%, steady state

La comparazione tra gruppi (un secondo gruppo svolgeva un'ora di allenamento in steady state al 70% della velocità al $VO2_{max}$, sempre per 5 giorni e 6 settimane) ha visto una netta differenza negli adattamenti aerobici (7 ml*kg*min-1) ed in quelli anaerobici (28% nella capacità anaerobica).

Questa ricerca è stata decisamente il punto di svolta, e di non ritorno, della Comunità Scientifica Internazionale: l'allenamento intervallato ad alta intensità era la nuova tendenza da seguire.

Ad oggi sono oltre 1000 gli studi che hanno analizzato gli effetti dell'HIIT sui marker fisiologici ma ora l'attenzione si è spostata anche su altre aree della ricerca, ad esempio la psicologia.

Ma in sostanza cosa faceva la vera differenza?

L'intensità. Sì, un'intensità con valori del 170% sulla velocità al $VO2_{max}$ è davvero difficile da misurare sia in Palestra che al Campo Sportivo. Insomma, che velocità era? Facciamo un esempio più immediato:

Immagina di scappare da una belva inferocita che ti vuole sbranare e che strappa la corda che la tiene ferma.

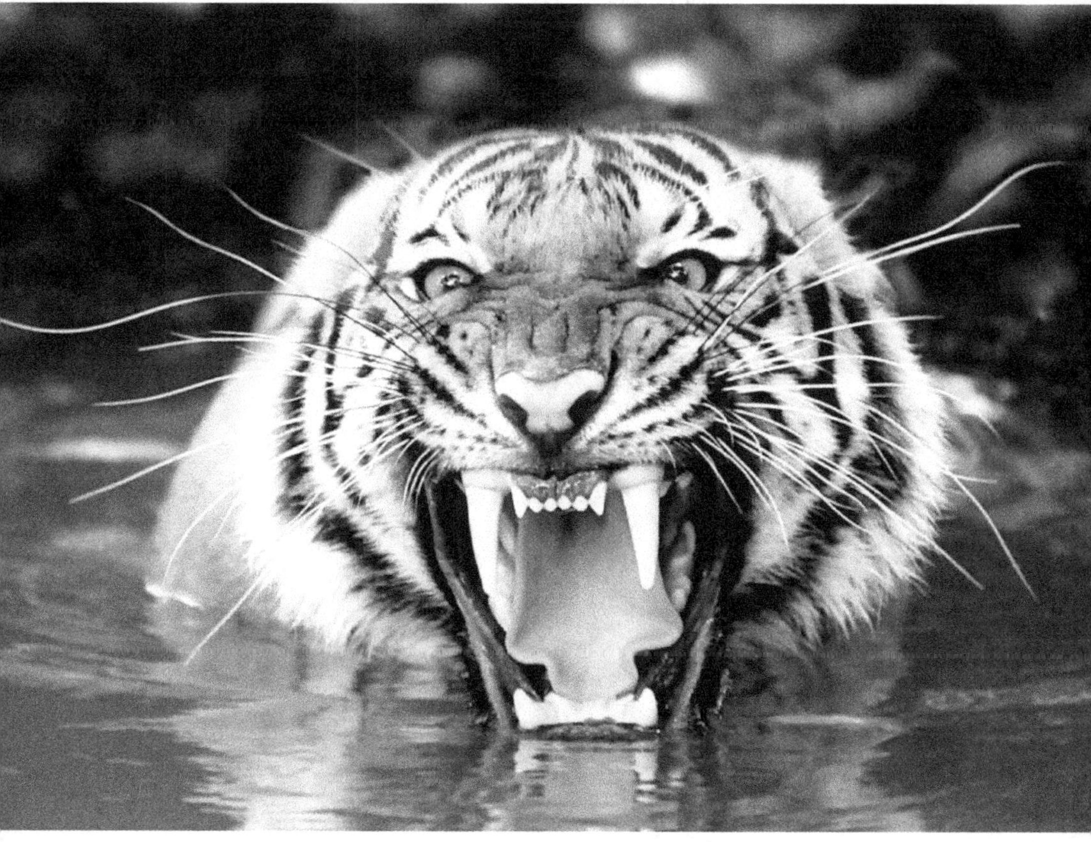

Ecco, l'intensità che Tabata aveva in mente per i suoi 20 secondi all-out è abbastanza simile a quella.

Riposati 10 secondi e poi... scappa da una seconda belva, per 8 volte. 5 giorni la settimana, per 6 settimane.

Il protocollo non si basava sulle ripetizioni ma sull'intensità.

Se l'atleta non riusciva più "a stare al passo" significava che l'intensità non era più la stessa, quindi il protocollo si interrompeva.

Allo stesso modo accadeva quando l'atleta era "troppo" allenato, ovvero arrivava all'ottavo step senza apparente fatica o cedimento.

Anche in questo caso l'intensità non era più la stessa e quindi si interveniva aumentandola, per rimanere ad 8 cicli, non di più.

L'atleta doveva quindi dare il massimo mantenendo sempre la stessa intensità e non finire la serie con potenza man mano calante.

Sembra un concetto "simile" ma è invece la chiave per capire la differenza.

Vogliono farti fallire.

Sì, è così. Le regole dell'HIIT cambiano lo scenario di quanto abbiamo fatto finora. Il coach ci diceva "fanne 12" e noi, anche se con il passo incerto, le ossa traballanti ed il cuore a mille arrivavamo.

Sfiniti, ma sicuri di aver fatto bene.

Ma ora non basta più. Vince chi sbaglia, e devi fallire.

Seguire le intensità significa infatti essere un po' più "ricercatore", almeno in piccolo. E quindi seguire i dati "interni" dell'atleta e non quelli "esterni". Se Tabata diceva di andare al 170% del $VO2_{max}$ non c'era un piano B. O si manteneva quell'intensità o si sospendeva il protocollo. E noi, in ogni allenamento, dobbiamo essere felici se "falliamo" almeno due volte successive.

Ottimo. Stiamo andando bene. Vuol dire che abbiamo raggiunto l'intensità esatta, se avessimo avuto un termometro avremmo misurato i 100°, giusti per buttare la pasta.

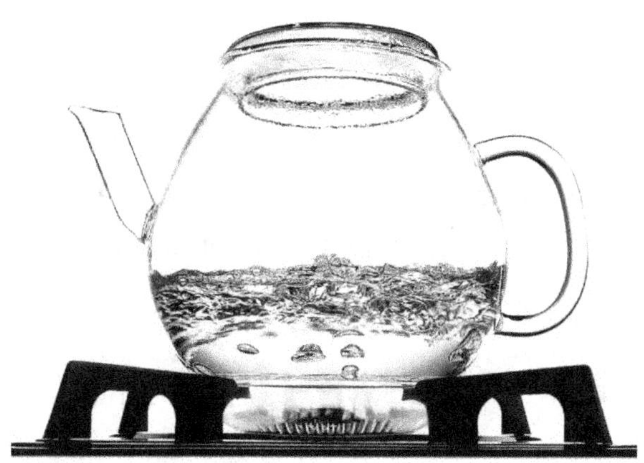

Dose-Risposta: l'acqua bolle a 100°

Prendiamo un pacco di spaghetti e leggiamo le istruzioni. Mettere l'acqua sul fuoco, aspettare l'ebollizione, buttare la pasta, aspettare 10 minuti, scolare, condire, mettere nel piatto. Buona, al dente, in tempi certi. Sempre uguali.

E se oggi l'acqua fosse a 82°? In quanti minuti sarebbe al dente "esattamente" come nel primo caso? E sarebbe buona allo stesso modo?

Questo esempio è così facile che non serve nessuna specializzazione per avere la risposta: non sappiamo in quanti minuti sarebbe al dente e neanche che gusto avrà.

Magari ogni tanto assaggiamo...

L'allenamento che produce effetti sull'organismo ha le stesse regole, certe e chiare, riassunte in una sola: dose-risposta.

Se sappiamo la dose, la corretta intensità nel dato tempo, la risposta è chiara. Se invece ci alleniamo "a quantità" le cose cambiano, ci riteniamo soddisfatti al termine delle 10x100, 7x8, 6x6 etc.

Abbiamo fatto la giusta quantità di ore o km o kg e quindi ci siamo allenati.

L'HIIT non si basa su questo presupposto ma sul mantenimento dell'intensità prefissata, al calare di quella il lavoro fallisce e si interrompe. Sarà poi l'allenatore a valutare se agganciare una seconda serie o meno.

Ma l'intensità guiderà le sue scelte.

HIIT e motivazione.

Tra le frasi famose che Albert Einstein ci ha lasciato per riflettere questa risulta particolarmente indicata per spiegare perché l'HIIT ha un suo particolare fascino nello Sport ma anche nel Fitness.

Questi due mondi infatti, seppur accumunati dall'attività fisica, si prefiggono obiettivi diversi dove la prestazione non è il comune denominatore.

Ma la motivazione sì.

Possiamo studiare la migliore metodologia del mondo, possiamo applicare le evidenze scientifiche più attuali ed efficaci ma senza la motivazione e la forza di volontà dell'atleta non c'è nessun risultato ottenibile.

Questo aspetto è più chiaro nel Fitness che nello Sport. Da un lato ci si focalizza nell'applicare metodi che "piacciono" mentre nell'altro quelli che "servono".

Questo porta l'utente Fitness ad essere motivato, divertito, stanco ma felice e sicuramente fidelizzato.

Invece l'atleta ad essere sotto pressione, soggetto ad allenamenti ciclici, lunghi e ripetitivi.

L'abbandono nello Sport esiste come nel Fitness, ma moltiplicato più e più volte.

Avere un atleta motivato, che migliora con allenamenti efficaci, ma anche variati e divertenti, che stimolano ed utilizzano opportunamente enzimi, ormoni e nutrienti è un obiettivo che può essere perseguito con l'HIIT sia nello Sport che nel Fitness: migliorare la prestazione, facendo quello che serve in maniera piacevole.

HIIT e Forza

Chiariamo un concetto: l'HIIT si basa su adattamenti prioritariamente di tipo centrale. Questo significa che al Miocardio, al sistema nervoso, alle arterie così come ai globuli rossi non importa più di tanto se siamo in acqua, sul tatami o sul K1 con la pagaia in mano.

Stessa cosa ai nostri mitocondri.

Questo non vuol dire però che un atleta delle Arti Marziali vincerà facendo il Tabata con il cicloergometro.
Ma che forse non vincerà senza.

L'applicazione sport-specifica alla Forza, Velocità o Resistenza – per usare terminologie note e diffuse – è senza dubbio necessaria ma non necessariamente obbligatoria.
Un calciatore che vede un suo limite nella fatica periferica, causata nel suo caso da un accumulo di acido lattico nella fibra muscolare con un limite nei trasportatori di membrana cellulare, non si può allenare con HIIT utilizzando esercizi palla al piede.

L'intensità sarà sempre ben al di sotto di quanto le evidenze scientifiche stabiliscono per modificare i trasportatori di membrana. Durante le fasi intense di HIIT il lattato intracellulare e lo ione H+ vengono accumulati. Particolari proteine (MCT) sono responsabili di questo processo, particolarmente MCT1 e MCT4 per il deflusso di H+.

La rimozione dello ione H+ diminuisce l'inibizione dell'attività della glicolisi. In sostanza un allenamento specifico, alla corretta intensità, consente di "disattivare" l'acido lattico nella fibra muscolare, spostando in avanti la fatica e mantenendo alta la capacità energetica e contrattile.

Ora la domanda che dobbiamo porci è:
al nostro atleta serve?

Se la risposta è sì, si deve strutturare un protocollo che sia basato su evidenze scientifiche e che ci consenta, in una finestra temporale certa, di poter raggiungere ed instaurare questi adattamenti fisiologici.

Ovvero che faccia "correre" quell'atleta anche nella fine dei tempi di gioco, senza perdere l'avversario nel contropiede.

Lo vogliamo veramente?

Allora la strada è tracciata, bisogna procedere con sicurezza e senza girare a volte a destra, a volte a sinistra. E guidare bendati.

Allenare la gara, allenare l'allenamento.

In allenamento e in gara il nostro metabolismo energetico attiva tutti i meccanismi ma con una sequenza molto precisa e progressiva, a seconda delle intensità di lavoro.

Tutto è allenabile con HIIT? No.

Se partiamo dal modello del campione dobbiamo considerare tante caratteristiche: la fisiologia, la biomeccanica, la psicologia, la nutrizione, la composizione corporea...

Gran parte di queste caratteristiche non hanno nulla a che fare con l'HIIT ed altre sono vicine al modello del campione ma necessarie allo stesso modo.

Un velocista che non ha un'efficace produzione energetica del meccanismo aerobico vedrà l'allenamento in funzione della gara, valorizzando la parte neuromuscolare, alattacida e lattacida e trascurando la contribuzione aerobica.

Ma una cosa sono i requisiti di gara, indicati dal modello del campione, e un'altra cosa sono i prerequisiti di gara, ovvero i requisiti dell'allenamento.

Una fatica massimale, nella pesistica o nella velocità, si manifesta in pochi secondi ma si recupera in ore, a volte in alcuni giorni. Se l'atleta non ha un meccanismo aerobico adeguato e allenato non avrà mai un recupero completo e ogni allenamento seguente sarà eseguito ad una percentuale ridotta delle sue possibilità.

Questo percorso porta al sovrallenamento temporaneo (overreaching non funzionale). Se perdura l'atleta entra in overtraining.

E da questo momento la sua stagione è finita, entra in area medica.

In questo primo capitolo ho introdotto l'HIIT per consentirti di avere una idea complessiva sull'argomento.

Una storia che parte da lontano e che in cento anni si è progressivamente consolidata, nei capitoli seguenti affronteremo insieme, e nel dettaglio, i principali effetti con il collegamento ai differenti protocolli proposti, con applicazioni allo sport e al fitness.

SEGRETO n. 1: L'HIIT non è un nome inventato dal Marketing. Sono basi scientifiche che si trovano sulle maggiori riviste internazionali.

SEGRETO n. 2: Applicare una tabella di HIIT non funziona. Ogni adattamento ricercato è individuale e basato sulla fisiologia e sui punti di debolezza dell'atleta. Se ci si allena su queste basi si migliora, altrimenti ci si stanca. E basta.

SEGRETO n. 3: Il Tabata non è un protocollo che possiamo promuovere per tutti. Per due motivi: il primo è che richiede attività sopra-massimali, il secondo è che ora è un marchio registrato dalla Universal; il nome non è utilizzabile a fini promozionali.

Capitolo 2

La diffusione dell'HIIT nel Mondo

Perché qualcuno vince ed altri no, pur con le stesse tabelle?
Quello che viene studiato per Marco è come un abito su misura: a Luigi sta stretto, Giulia non può neanche indossarlo.
E poi, conoscendo Giulia, non lo metterebbe neanche.

Nel secolo scorso l'allenamento era fatto da "intuito" ed "esperienza", quando si vinceva qualcosa si lavorava sempre sullo stesso modello, a volte ad oltranza. Gli allenatori che capivano le diversità degli atleti effettuavano scelte efficaci e continuavano a migliorare.
Altri invece perdevano i propri atleti. E nessuno di loro ha mai avuto la gioia di veder citato il proprio nome.

Pratica, esperienza diretta e ripetizione del modello che ha funzionato.

Questa modalità era quella più comune, almeno fino al 1960, l'anno della svolta.

C'è stato un momento in cui le esperienze di "campo" più rilevanti hanno iniziato ad essere discusse anche sul piano scientifico. Discusse non vuol dire "criticate" ma bensì affrontate, studiate, analizzate con senso critico ed oggettivo.

"Proviamo a vedere se funziona, cosa accade e se è trasferibile anche ad altri gruppi della popolazione."

Analisi dei dati, ragionamento, discussione, pubblicazione.

Sì. Funziona. Oppure no.

Nessun pregiudizio, nessuna valutazione basata su esperienza.

Solo ragionamento sui dati, senza emozioni.

A volte anche il ricercatore si ricorda di essere un uomo ed affronta gli studi con un'intuizione che lo porta ad emozionarsi.

Ma se questo condiziona il risultato, non è più ricerca.

L'unica emozione che appassiona il vero ricercatore è la sfida nell'indagare ad oltranza, il fuoco lo fa concentrare su cose sconosciute. Qualunque sia il risultato lo divulgherà.

Il citato Fartlek ad esempio era stato applicato nel 1937 e vari casi di atleti, sempre del Nord Europa, si erano messi in evidenza dal 1912 al dopoguerra. Ma solo nel 1960 il Professore svedese di fisiologia Per-Olof Astrand pubblicò la prima ricerca sul metodo ad intervalli.

La ricerca di Astrand è stata diffusa dapprima alla comunità scientifica e poi, negli anni, anche al grande pubblico dello sport. Astrand fu probabilmente colui che iniziò a focalizzarsi non tanto sul raggiungimento del $VO2_{max}$, ancora oggi il gold standard di riferimento per l'efficienza aerobica dell'atleta, ma nella considerazione che era più importante capire "quanto tempo" l'atleta poteva sostenere la velocità al suo $VO2_{max}$, piuttosto che conoscerne solo il valore massimo.

Quanto è il tuo tempo limite prima di crollare?
Il "tempo all'esaurimento", il Tlimit, iniziò a far discutere sull'evoluzione del concetto "da laboratorio" del valore al $VO2_{max}$ portandolo ad un concetto più applicabile al mondo dello sport che, in sostanza, rispondeva alla domanda dell'Allenatore: "Mario ha un $VO2_{max}$ di 60. E quindi?"

Un altro aspetto che iniziò a farsi strada fin dalle prime ricerche era legato al "tempo" necessario per raggiungere il livello massimo del VO2.

Ovvero la sua cinetica. Perché un minuto non è un minuto.

Mettiamo il caso di fare un allenamento, di cosa? Fai tu.
Per me va bene Corsa, Bici, Nuoto o quello che più ti piace.
Io ti parlo di secondi ed intensità e tu "immagina" di farlo in quello che sai fare meglio.
L'importante è che sia un movimento ciclico, ripetuto in sequenza senza variazioni: la corsa lo è, le spinte su panca un po' meno...

Allora l'allenamento di oggi è questo: 10 volte i 60" alla velocità che abbiamo valutato come "al VO2$_{max}$"

(questa è la ventiduesima volta che scrivo VO2max senza minimamente spiegare cosa sia, se ancora stai leggendo vuol dire che lo sai, bene. Se invece lo hai preso per buono per fiducia... leggi le ultime pagine dove spiego i termini usati)

Per l'allenatore questo lavoro da 10 minuti è un lavoro che nel suo programma equivale ad una intensità sul massimo consumo di ossigeno. Perfetto.
E per il Ricercatore? No.

Se riguardi la figura 2 delle pagine precedenti vedrai che il VO2 ha una sua cinetica che parte da un livello iniziale, basale, e termina quando raggiunge il suo livello più alto, il massimo. Ma il nostro metabolismo non è una moto da corsa e quindi non ha un tempo "da 0 a 100" particolarmente veloce.
Il tempo per arrivare dal basale al massimo non è immediato.
Il Ricercatore deve quindi calcolare dapprima la cinetica con un test alla velocità prefissata e quindi calcolare il tempo che effettivamente è stato percorso al "VO2$_{max}$" e non solo alla "velocità del VO2$_{max}$".

Forse l'ultima frase l'hai riletta più volte, non preoccuparti.
L'ho fatto anch'io.
Ora cerchiamo di spiegare alla nonna questo concetto.

Facciamo il caso che tu stia guidando da Roma a Milano in Autostrada, circa 600 km, alla fine del tragitto ci avrai messo esattamente 6 ore.

Quindi 100 km all'ora?

Forse nella tua testa è così, ma non per la Polizia stradale che ti ha fotografato a Firenze e Parma a 153 km/h e neanche per le cassiere delle zone ristoro di Barberino e Orte alle quali hai lasciato il tuo numero. Per calcolare una velocità media hai dovuto "recuperare" i momenti dove la tua auto era ferma.

Il nostro allenamento di oggi è uguale. In teoria stai "viaggiando" alla tua velocità massima (o meglio la tua velocità stabilita al $VO2_{max}$) ma in pratica hai fatto 10 soste, ripartendo ogni volta da fermo.

Se torniamo con questo concetto e parliamo con un Ricercatore capiremo perché non si possono imputare 60" ad un lavoro effettuato alla velocità del $VO2_{max}$ se il tempo necessario "alla salita" ha una intensità decisamente diversa e per circa la metà della ripetizione non era neanche al 90%.

Ok, e quindi?

Quindi quello che pensa il Ricercatore è "tutto quello che è sotto il 90% del $VO2_{max}$ lo elimino, non mi serve" mentre l'Allenatore (e l'atleta) calcolano tutto.

Chi ha ragione? Forse entrambi, ma capiamoci.

Quello che il nostro organismo deve fare è opporsi ad uno stress e l'allenamento è uno stress molto intenso. Se saremo così bravi a resistere a dosi massicce, progressive e prolungate di stress allora il nostro organismo "cederà". In sostanza dirà "Caro Mario, tu pensi che io sia stupido, ma siccome mi hai fatto esaurire le energie per giorni e giorni ora non succederà più. Mi sono alzato il livello della fatica, quello che mi fai fare non mi stressa neanche un po' ".

Adattamenti o aggiustamenti?

Il primo giorno dell'allenamento 10x60" il metabolismo di Mario è stato preso alla sprovvista, si è trovato in difficoltà.

Dormiva beatamente ed è stato costretto a correre via, l'ha fatto sì, magari con un po' di difficoltà, ma ci è riuscito.

Per saltar giù dal letto ha usato le energie che aveva nei muscoli delle gambe, ha chiesto al corpo di alzarsi, gli ha dato nuove risorse pompando più sangue con il cuore e più ossigeno con respiri più intensi e frequenti.

E poi gli ha dato una piccola dose di "adrenalina". Per il caffè ci voleva troppo tempo.

Questo è un "aggiustamento".

Una risposta immediata del nostro organismo che ci consente di reagire ad uno stress non previsto.

La cosa brutta è che ci stanchiamo da matti in questi momenti.

La cosa bella è che questo "aggiustamento" ha salvato la vita più volte a noi e alla nostra famiglia.

Se oggi io scrivo queste righe e tu le leggi vuol dire che i nostri antenati non si sono fatti sbranare dalle belve, scappando via velocemente alla massima velocità, in tempi rapidi e senza conservare energie.

Figura 4 - Foto esplicativa di cosa intendesse Tabata con "intensità al 170% della velocità al VO2 max."

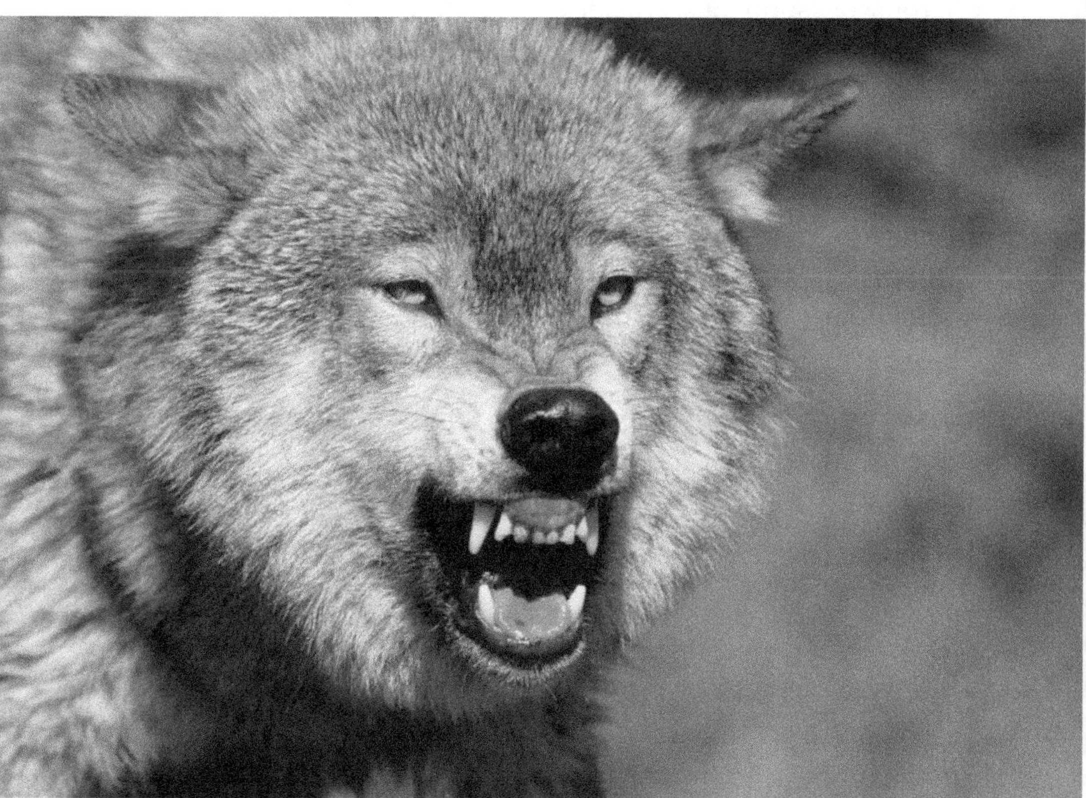

Insomma, un Tabata Paleolitico.

L'allenamento di Mario prevede che i 10x60" siano fatti più volte durante la settimana, per più settimane. E qui le cose cambiano davvero, e tanto.

Quello che il nostro organismo, colto di sprovvista, faceva in maniera automatica ora non è più uno stress da "combatti o scappa", il comportamento alla base dell'aggiustamento visto prima, ma bensì è diventato una risposta ben strutturata: il cuore pompa più sangue ad ogni battito e riduce la frequenza cardiaca, i muscoli sono più efficienti e si stancano più tardi ma con maggiore energia prodotta, l'ossigeno del sangue viene utilizzato in maniera più massiccia.

Mario riuscirà a fare dopo qualche settimana lo stesso allenamento ma sarà molto meno stanco.

Questo è un "adattamento". Il nostro organismo non si è fatto fregare, ora si stancherà meno.

Sembra bellissimo e lo è. L'unica conseguenza è che i 10x60" ormai a Mario non servono più, diciamo che lo manterranno in forma per un po' ma poi man mano perderà anche quella.

Carico esterno o Carico interno?

Quelle ripetute, scritte su una tabella, sono una quantità teorica, una base di partenza.

In teoria ci fanno supporre di allenare 10 minuti al massimo consumo di ossigeno ma in pratica il nostro organismo "dall'interno" non la pensa così.

Forse, ma non è così, i primi due o tre allenamenti di Mario erano abbastanza coerenti: quello previsto dall'esterno era uguale a quanto percepito all'interno.

Ma poi, man mano, il carico esterno rimaneva uguale ed il carico "realmente allenante" diventava sempre meno.

Questo proprio a causa di nuovi adattamenti, centrali o periferici, che giorno dopo giorno rendevano Mario un atleta migliore.

Ora forse abbiamo capito che l'Allenatore all'inizio ci aveva visto giusto. Ma poi le cose sono cambiate.

L'atleta aveva bisogno di stimoli più corretti al nuovo corpo "potenziato" ma l'Allenatore aveva una tabella da seguire ed ogni giorno l'obiettivo diventava più distante.

Questo era stato anche previsto dai Ricercatori che, ponendosi il problema, avevano cercato di raggiungere il $Vo2_{max}$ quanto prima, fin dalla prima ripetizione. E calcolare la cinetica corretta.

Inizialmente i ricercatori adottavano protocolli più estesi, vicini ai 4 minuti, proprio per cercare di raggiungere il livello massimo. Poi man mano si è visto che con gli all-out (al massimo) si raggiungeva il $Vo2_{max}$ in tempi notevolmente ridotti.

Uno dei fattori di studio più approfonditi è stato l'aspetto del recupero, forse ancora oggi sottovalutato, ed in modo specifico le variazioni sugli adattamenti fisiologici che ne scaturivano.

Negli USA il ricercatore Edward Fox, che era impegnato in ricerche su militari, si pose il problema tra i primi.

Quali effetti e quali differenze si ottenevano se si effettuava un recupero a basse intensità, vedi ad esempio un militare impegnato in una fase di assalto, e quali risultati in termini di efficacia?

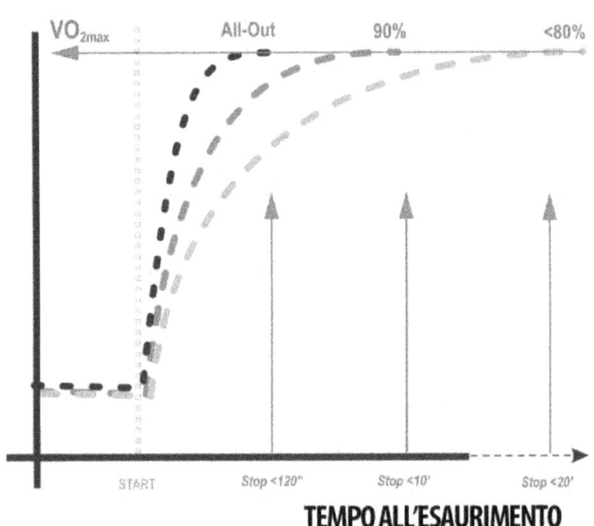

(Coats E.M. et al., 2003)

Fox iniziò gli studi con due gruppi di lavoro, ad uno assegnò il normale recupero adottato fino a quel momento (passivo) e ad un altro una modalità che prevedeva una intensità al 60% del $VO2_{max}$.

Da questi primi risultati si capì come un lavoro apparentemente simile, almeno sulla parte più intensa, portava invece a risultati completamente diversi tra loro, con tempi e modalità da studiare in maniera approfondita.

Negli anni 80 un altro atleta, questa volta britannico, Sebastian Coe, si allenò con metodologie molto vicine a quello che oggi chiamiamo HIIT.

Vinse quattro medaglie ai Giochi Olimpici utilizzando metodi aerobici ed anaerobici intervallati con l'unione sinergica di circuiti di forza e potenza. Sebastian, allenato dal padre, è stato probabilmente uno dei primi casi al mondo di allenamento "evidence-based" poiché i suoi programmi erano fortemente ispirati agli studi scientifici noti fino a quel momento.

Il lavoro concorrente di attività in palestra e in pista, oggi ritenuto ampiamente fondamentale per tutti gli atleti, era una novità assoluta e furono numerosi gli atleti che cercarono di "emulare" Coe con protocolli analoghi.

Ma non con gli stessi risultati.

L'HIIT dei tempi moderni, la vera svolta

Negli anni 90 il movimento sportivo del Giappone si interrogò su quale allenamento fosse più efficace per portare la bandiera del Sol Levante sul pennone più alto delle Olimpiadi e si rivolse alla comunità scientifica. Il Professor Izumi Tabata si impegnò a studiare un allenamento per i pattinatori su ghiaccio, nella specialità olimpica.

Tabata, da cui il nome particolarmente noto nel mondo del Fitness, studiò un protocollo particolarmente intenso e breve. Questa fu la vera differenza che scatenò la curiosità, ma anche la diffidenza, dei suoi colleghi della comunità scientifica.

Come poteva un protocollo così breve (vedi Capitolo uno) produrre adattamenti comparabili ad allenamenti prolungati di ore?

Ormai la breccia aveva sortito i suoi effetti e da quel momento centinaia di studi si susseguirono per capire quali ulteriori effetti in fase acuta (immediatamente dopo l'attività) o in forma cronica (dopo un periodo di alcune settimane) potevano essere ottenuti con protocolli intervallati ad alta intensità.

Funziona davvero? Quindi usiamo il Tabata!

Meglio di no. Per vari motivi e responsabilità.

Il Tabata è un protocollo che va "oltre" il massimo VO2, ben oltre. È quindi un'attività sopra-massimale e ben lontana anche dal limite teorico dell'85% della frequenza cardiaca massima (calcolata con 220-età).

Quindi prima di inserire questo protocollo assicurarsi che tutti, atleti o utenti o clienti o pazienti, si siano sottoposti alla visita medica con prova da sforzo e siano in possesso del certificato idoneo. La visita medica di tipo agonistico, effettuata dal Medico Specialista in Medicina dello Sport, è quella che contiene tutte queste caratteristiche.

Vogliono fare HIIT ma senza questo certificato?

Ottimo, ma non con te. Ora che sei arrivato a questo punto del testo "non puoi non sapere" che è necessario, per la loro e la tua sicurezza. Non c'è un piano B.

Il secondo motivo per il quale non devi fare Tabata è invece perché è un marchio registrato, lo è dal 2013 e la Universal è l'unica a poterlo usare. La richiesta di eventuali danni è un rischio possibile.

Il terzo motivo? Non c'è solo l'intensità…

SEGRETO n. 1: L'HIIT ha solide ricerche scientifiche alle spalle, non c'è qualche Guru che si è inventato il metodo miracoloso; se non segui le evidenze scientifiche e vuoi fare il tuo HIIT-fai-da te, non funzionerà.

SEGRETO n. 2: Non basta "andare forte e poi piano" perché ogni azione intensa, seguita da un recupero, produce adattamenti diversi. Ogni modifica ci farà migliorare, o meno.

SEGRETO n. 3: Non fare HIIT se non hai la certificazione medica idonea, non farlo per te stesso e non farlo fare ai tuoi allievi. Non puoi non sapere che HIIT è un'attività ben superiore al "sotto-massimale".

Capitolo 3

Basta andare veloci e il gioco è fatto.

Sarebbe bello, ma non è così. Anche la ricerca del Prof. Tabata aveva il suo "take home message" ovvero il messaggio da portare a casa che in quel caso era molteplice.

Andare "forte" non basta, bisogna calibrare l'intensità, mantenerla stabile per un determinato tempo, agganciare un corretto recupero e ripetere lo stimolo per un numero di sessioni ben stabilito.

Ma non prestabilito.

Gli adattamenti, infatti, arriveranno se monitoriamo i progressi ed i miglioramenti. Immaginiamo di modellare l'argilla.

Hai presente il film Ghost? Ecco quello, anche senza risvolti emozionali. L'argilla nella scena epica è malleabile e cambia forma a seconda della nostra manipolazione, lei cambia, noi cambiamo, lei cresce, noi stringiamo e così via.

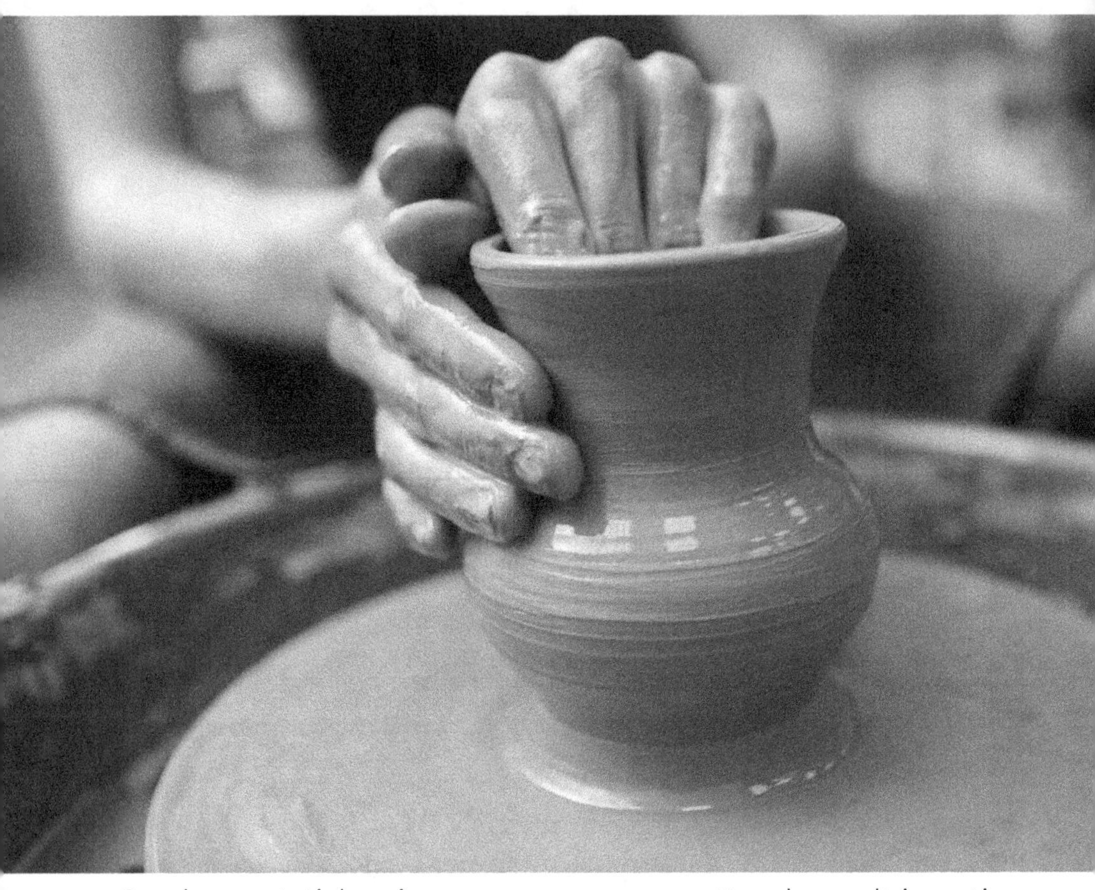

Se siamo stati bravi avremo un vaso spettacolare, altrimenti butteremo via tutto.

L'allenamento va controllato passo dopo passo.

Prendendo sempre ad esempio la ricerca di Tabata, infatti, vediamo che lui ha stabilito quattro giorni alla settimana con un protocollo intenso ed un quinto giorno a velocità costante a media intensità.

Con un controllo costante, allenamento dopo allenamento.

Infatti appena l'atleta arrivava "indenne" all'ottavo ciclo mantenendo la stessa intensità allora veniva inserita una resistenza aggiuntiva, in quel caso essendo un cicloergometro erano 11 watt in più.

Perché questo?

Perché altrimenti l'argilla sarebbe diventata troppo morbida e sarebbe caduta su se stessa!

Ovvero il nostro metabolismo non avrebbe avuto più lo stesso "stress allenante" che era alla base del progetto di ricerca.

Quindi l'atleta resisteva allo stress, manteneva i cicli e quindi, man mano, si adeguava il carico al suo nuovo livello di adattamento ottenuto.

Ma non "ogni settimana", solo se veniva raggiunto quel livello.

Senza distrazioni, altrimenti non si raggiungeva più nulla.

Da Tabata a Gibala

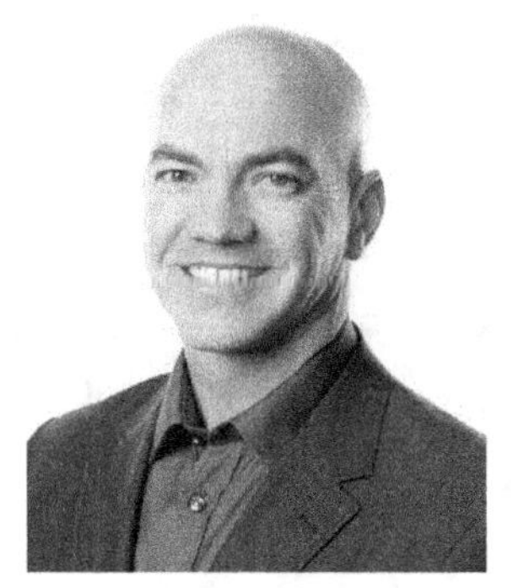

Anche in questo caso non è marketing ma ricerca, un altro nome noto nel Fitness è Gibala.

Martin Gibala, Ph.D. (Dottore di Ricerca) è un Professore al Dipartimento di Kinesiologia alla McMaster University di Hamilton, in Ontario (Canada).

"La vita è un allenamento intervallato"
Martin Gibala

Le sue ricerche sugli effetti sulla fisiologia e sulla salute dell'HIIT hanno catalizzato l'attenzione sia della comunità scientifica che degli addetti ai lavori in tutto il Mondo. Tra i sui studi più noti, ma non più complessi, citiamo il "Little Method" che assume questo nome sia per il cognome del suo collega Johnathan Little ma anche per l'analogia con la piccolissima quantità di tempo impiegata nell'allenamento (little=piccolo).

Il metodo Little, pubblicato nel 2009, prevede una fase di warm-up (riscaldamento) molto breve, 3 minuti, al quale viene immediatamente agganciato il protocollo HIIT, pratico ma intenso:

Studio originale eseguito sulla Bike

60" alla potenza di picco, circa il 95-100% della potenza ottenuta al VO2max

Recupero attivo di 75" continuando a pedalare con 30 watt di potenza

8 cicli i primi due allenamenti, 10 i secondi due, 12 gli ultimi due

3 giorni la settimana, due settimane

Durata totale, dai 18 ai 27 minuti

Gibala et all. (il gruppo di ricercatori che hanno contribuito allo studio) hanno da un lato confermato che gli adattamenti aerobici si potevano ottenere anche con protocolli molto diversi dal più noto "steady state" e soprattutto con un drastico taglio al volume del lavoro e, non di minore importanza, del tempo dedicato all'allenamento.

Da Gibala a Bangsbo

In Danimarca il Professor Jean Bangsbo ha focalizzato l'attenzione su protocolli HIIT che fossero anche immediatamente spendibili nello sport, anche di squadra. Alcuni suoi protocolli sono infatti noti anche nel gioco del Calcio in campo internazionale.

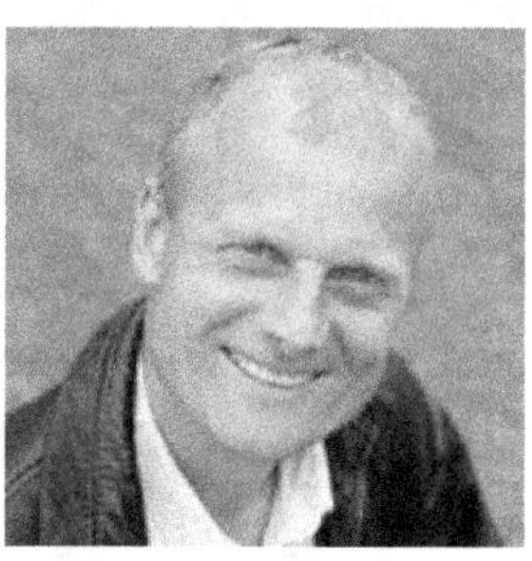

Uno dei più noti, e di facile realizzazione, è il protocollo 10-20-30, che ha queste caratteristiche:

- Warm Up
- 30 secondi di attività ciclica (ripetuta ciclicamente, tipo corsa, bici etc.) a bassa intensità
- 20 secondi ad intensità media
- 10 secondi "all-out"
- Ripartenza dai 30" a bassa intensità per 5 cicli completi.
- Due minuti di recupero passivo o con camminata
- Nuovo ciclo completo per cinque volte complessive
- Cool-Down (defaticamento)

Le Review di riferimento

Nel campo della ricerca scientifica ci sono alcuni aspetti che determinano l'autorevolezza e l'impatto di uno studio. L'area di intervento, la rivista che lo pubblica, il numero di ricercatori che nel tempo citeranno il lavoro sono alcuni tra i tanti fattori.

E questi si chiamano Studi Originali: quelli citati di Tabata, Gibala o Bangsbo hanno queste caratteristiche.

Ma ogni studio focalizza l'attenzione solo su alcuni effetti, non su tutto, sarebbe impossibile da un lato ma anche non coerente con le finalità della ricerca.

Dopo un certo numero di anni, ed una vasta pubblicazione di studi autorevoli sull'argomento, si pubblicano le "Review" ovvero una attenta selezione, analisi critica e descrizione di quello che, al momento, è lo stato dell'arte sulla materia.

Da quel momento si passa ad una nuova fase, vengono riorganizzati i concetti, le terminologie, i protocolli e si arriva ad una sintesi.

Per poi ripartire con nuovi studi originali.

Le review di riferimento di questa vasta area dell'allenamento intervallato le possiamo inserire, dal 2001 in poi, in quattro pubblicazioni che ti consiglio di approfondire: ogni paragrafo racchiude la sintesi di centinaia di studi.

Un concentrato di conoscenze che ti metterà un dubbio nuovo ad ogni riga.

Certo, detta così non è che sia particolarmente motivante, ma la curiosità di sapere cose nuove porta a nuove idee...

"Io so con assoluta certezza di non possedere un talento speciale; la curiosità, l'ossessione e l'ostinata resistenza, unita all'autocritica, mi hanno portato alle mie idee."

Albert Einstein si fa capire meglio, anche dalla nonna.

SEGRETO n. 1: L'allenamento HIIT va controllato costantemente. Se metti l'acqua a bollire e non hai il termometro ti serve guardare se escono le bolle. Se alleni e non hai strumenti ti servirà controllare qualche parametro che puoi ricavare direttamente o grazie al feedback dell'atleta.

SEGRETO n. 2: L'HIIT si applica a tutto. Dagli sport individuali a quelli di squadra. Con l'HIIT non si allena né la tecnica né la tattica né la strategia. Si allena la Fisiologia e quella è del "singolo atleta", non della squadra.

SEGRETO n. 3: Non ci sono segreti, è tutto scritto. Non basta accontentarsi di informazioni generali, se vuoi approfondire trovi le informazioni scientifiche per "sollevare l'asticella".

Capitolo 4

La motivazione, la vera energia

Abbiamo visto le ricerche, le review, capito alcuni effetti. Il bello è che questa è la base scientifica, la cosa meno bella è che tanto non funzionerà.

No, non funzionerà nulla. Se l'atleta non vuole.

Rinviando alla frase citata nel Capitolo 1, è la forza di volontà la vera forza motrice, la motivazione del nostro atleta è davvero la chiave per ottenere i risultati sperati.

Diciamo che noi possiamo essere bravi, anche bravissimi, aver studiato e ristudiato tutti i protocolli e i vari effetti. Magari siamo anche nell'Academy di Sport Science ma un tronco di legno non lo porteremo mai alle Olimpiadi. Facciamocene una ragione.

L'attività fisica deve essere "motivante" e questo aspetto, più volte sottolineato in questo libro, deve far parte del nostro DNA. Sia che siamo atleti di sport Olimpici che appassionati del Fitness. Al nostro organismo non importa, le regole sono le stesse: fare quello che piace "unito" a quello che serve.

Molte volte ho assistito allenatori, preparatori, personal trainer che passavano da attività veramente efficaci, variate e veramente utili ma poi pronunciare la famosa frase "ora basta giocare, facciamo le cose serie". E qui il dramma.

Ma perché le cose serie devono essere per forza ripetitive, demotivanti, stressanti? Non lo so.
Infatti non è così.

No Pain, No Gain

Forse questa è la risposta: gli anglosassoni ci hanno trasmesso questa frase che ci dice "non c'è miglioramento senza sacrificio" e magari qualcuno, con una traduzione maccheronica, ha pensato che le cose serie fossero solo quelle che stancavano fino a non riuscire a muovere un muscolo.
Forse è vero, ma per arrivare dove?
Realizzare programmi di allenamento che uniscano quello che piace a quello che serve è fondamentale per la riuscita del nostro obiettivo.

Tanto più se siamo allenatori nello sport. Nel Fitness l'errore è presente allo stesso modo, con una sola variante: piace di più, serve di meno.

Ora facciamo una parentesi nel Sociale. Se non siamo Eremiti forse non possiamo trascurarlo: consideriamo che milioni di

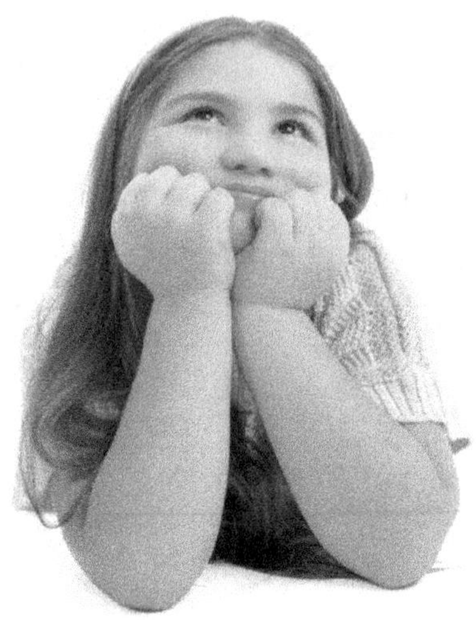

persone nel mondo sono inattive, non è un problema questo? Se noi operiamo in quest'area non ci sentiamo parte, o causa, del problema? Non riteniamo di poter fare qualcosa, anche nel nostro piccolo, per invertire la tendenza?
Io credo di sì.

Basta guardarsi in giro e vediamo bambini in età scolare già in forte sovrappeso o obesi. Non è una cosa normale ma ci stiamo purtroppo abituando.
Vedere un bambino grassoccio non fa più notizia, tanto ormai ci sono le taglie abbondanti anche per i bambini.

Ma davvero ci rassegniamo a questo? L'80% delle persone non segue le linee guida mondiali sugli stili di vita (attività fisica e nutrizione) e le cose non sembrano migliorare.
Ma i sensi di colpa però sono sempre in agguato.

Ed insieme alla dieta che si inizia il lunedì c'è l'attività fisica che inizia in primavera, magari in vista della prova costume, oppure dopo le feste.

Ecco, allora siamo a posto.

Ma non è così. Oltre il 70% degli utenti che pagano la quota di iscrizione non è costante, non si allena o non frequenta. Ben pochi saranno costanti, solo un paio ogni 100 davvero miglioreranno.

È un setaccio, ma con maglie molto strette. Solo che siamo noi a poter variare le maglie, siamo noi che possiamo rendere l'attività più bella, stimolante, motivante.

Ed efficace.

Le linee guida internazionali dell'ACSM (American College Sports Medicine) prevedono necessaria l'attività fisica "minimo" tre volte alla settimana se è effettuata in regime di intensità "vigorosa" e cinque volte la settimana se in regimi più ridotti. Insomma, farsi la camminata ogni tanto non fa svegliare il nostro metabolismo neanche un po'.

Attività vigorosa, cioè?

Si può ottenere con varie formule, alcune delle quali le vedremo più avanti, ma subito ti dico che l'HIIT è in questa fascia ed anche in quella superiore. Quindi 3 volte la settimana, per una persona non allenata, è una soluzione che rispecchia le linee guida internazionali.

Per un atleta invece non basterà, ma lui lo sa già.

Abbiamo sempre fatto così, perché cambiare?

Perché se non cambiamo, non cambia nulla. Rifare sempre le stesse cose non può che portare agli stessi risultati, che senso ha? Se vogliamo davvero ottenere risultati diversi dobbiamo arricchire la nostra base di conoscenze, supportarle con dati certi provenienti da evidenze scientifiche e puntare a migliorare poco per volta, un 10%.

Ma costantemente.

Cercare la tabella miracolosa, la tabella del campione, il magico 5x8 o 7x6 non è la soluzione.
Non è né efficace né motivante.

SEGRETO n. 1: L'HIIT non si valuta con la sola fatica. Quella è una conseguenza, non l'obiettivo. E soprattutto dobbiamo capire se la fatica che abbiamo è "quella che ci aspettavamo".

SEGRETO n. 2: L'intensità comanda ed è almeno "vigorosa". Ovvero se facciamo HIIT e continuiamo a parlare tranquillamente con l'amica di fianco, quello non è HIIT.

SEGRETO n. 3: L'HIIT è utile, anche a chi non fa attività fisica. Usato con competenza può servire anche per intercettare fenomeni dilaganti anche nelle nuove generazioni, il sovrappeso in primis.

Qual è il tuo viaggio?

Dove andiamo? Sembrerà strano ma è la prima domanda che dobbiamo farci, prima di scrivere una tabella, usare un programma di HIIT e dare il fatidico "via".

Dov'è la direzione? Dove sto andando? Qual è la rotta migliore? In quanto tempo arriverò? Quali sono gli alimenti che dovrò portare con me? Dove andrò a dormire... e così via.

Anche chi non è esperto di viaggi sa che a tutte queste cose ci si pensa prima, a meno di non fare il famoso "turista-fai-da-te", parti e non sai dove vai, se e quando arrivi. E se poi torni.
Ci piace l'avventura, ci sentiamo creativi, sappiamo che dentro di noi c'è il sacro fuoco dell'artista? Fantastico. Usiamo questa strategia.
Ma per noi stessi.

Seneca lo scriveva più di duemila anni fa, a volte serve ricordarlo.

Quante volte iniziamo un allenamento facendo qualcosa scritto su una tabella, chissà poi da chi e chissà poi per chi. Ma la facciamo.
Quale è il nostro obiettivo? Il nostro corpo reagisce, come abbiamo visto, ad una azione "dose-risposta" e va dove vogliamo noi. Ma dove?

Mettiamo il caso che oggi il Coach Francesco parli al suo atleta, il solito Mario, e sia entusiasta: "Oggi facciamo una tabella fantastica, addirittura usata dall'ex Campione del Mondo, tale Yuri non so cosa, di 20 anni fa ma sempre attuale. Meno male che il mio amico di scuola mi ha passato una copia segreta conservata nell'archivio della bacheca del suo ex preparatore. Era scritta a penna e in russo, ma lui l'ha tradotta perché aveva una vecchia fiamma di S.Pietroburgo e qualcosa se lo ricordava. Ma poi ci ho messo anche del mio. Oggi ci stanchiamo alla grande, dai, iniziamo!"

Immagina la scena, un'atmosfera magica, con la mente Mario si crea l'illusione di diventare forte, potente, resistente. Si immagina la folla estasiata che lo guarda ed applaude, l'ultimo secondo, la vittoria, la medaglia al collo e la bandiera che sale mentre la TV fa un primo piano sul suo viso emozionato. E saluta la mamma con lo sguardo lucido.

Zap!

Peccato, era un sogno. La tabella miracolosa ha sortito l'unico effetto possibile e certo: ha fatto stancare Mario. Fino all'esaurimento.

Domani Francesco la tabella la varierà, perché – dice - "la variazione è la chiave del successo", e poi lui è un artista dell'allenamento.

Aggiunge anche quel set tanto apprezzato "tra i coach che contano", quello che aveva fatto vincere il campionato anche a quell'altro tizio, John Doe, così gli ha detto il suo amico di scuola tempo fa dopo averlo letto sul famoso blog di tendenza "Ammazza quanto sei grosso punto net".

Francesco è quindi deciso: "L'allenamento di oggi è molto duro, faremo quello che hanno fatto i più forti campioni del Mondo. Pronti, dai!"

E così via, giorno dopo giorno un allenamento serio, duro, fino alla fatica più estrema. Come fanno i campioni.
Ma loro vincevano.

Mario invece ha smesso, colto dai DOMS, è a casa da qualche giorno, Francesco lo ha chiamato due volte, gli ha detto che "non ha la stoffa", non sarà mai un grande campione.

È vero, forse è l'unica cosa giusta che ha detto Francesco.
Peccato che la colpa sia solo sua.

Se fosse stato un marinaio, e non un coach, Francesco lo avremmo visto partire la scorsa settimana con la sua barchetta da Ostia direzione Barcellona indicando con l'indice il centro dell'orizzonte. La Spagna è lì.

Alla prima notte avrebbe continuato a tenere il timone fermo tra le mani, tanto il vento era con lui. La mattina dopo il vento sarebbe stato sempre in poppa e il ciuffo sempre tendente a destra.
Un segnale anche quello.

La mattina dopo, Terra! Facile, ovvio, naturale – pensò Francesco – certo della sua infinita esperienza.
Passa qualche giorno di vacanza, si diverte e torna in Italia.
Bella esperienza, l'unica cosa che Francesco non ha ancora capito è perché a Barcellona parlano il Sardo? Mah.

Andare alla cieca non è un allenamento.

L'allenamento va previsto prima di farlo, con una direzione certa, una rotta sicura e che offra tempi precisi. Nello Sport agonistico la gara è una, una soltanto, e se la chiamata è il 13 marzo alle 10.02 del mattino, noi dobbiamo essere al 101% delle nostre possibilità alle 10.01.

Nessun piano B.

Non c'è tempo per improvvisare, sperimentare, creare soluzioni nuove.
C'è una responsabilità forte nei confronti dei nostri atleti, per molti dei quali è la gara della loro vita, quella che si porteranno per

sempre nella memoria, quella che li farà crescere sia nella prestazione che nella loro autostima.

Uno di questi atleti è Mario: ha dato tutto, ha lasciato i suoi amici e il suo tempo, ha dedicato tutto se stesso agli allenamenti, per quella gara che nella sua testa era lì, chiara in mente, alle 10.02 del 13 marzo.

Ma quel giorno mentre gli altri andavano forti e decisi lui accusava fatica, crampi e si fermava prima della fine.

Francesco invece, certo e sicuro del suo, sapeva già cosa dire. E lo disse.

"Lo sapevo, è tutta colpa tua. Questo è quello che succede a chi non si impegna negli allenamenti".

Nei prossimi capitoli non parleremo più di Mario, ha smesso. Ora lavora in un Call Center.

Responsabilità condivisa.

L'atleta deve sapere cosa stiamo facendo, perché lo stiamo facendo, dove vogliamo arrivare. Lo deve capire e condividere nella sua mente e nel suo corpo. Deve stringere i denti in ogni sua bracciata se fa nuoto, in ogni sua pedalata se fa bici, in ogni sua alzata se fa pesistica o arti marziali. Deve condividere l'obiettivo e deve lottare per ottenerlo ben sapendo che non c'è nessun risultato se non ci crede fino in fondo.

E qui arriva Alessia.

Lei non punta alle Olimpiadi, si è iscritta in palestra per fare Fitness ma poi si è innamorata del Triathlon, e forse del suo allenatore. Ora vede solo il suo Sport.

Non pensa di fare gare, ma chissà, non si sa mai.

Qui gli allenamenti sono intensi, duri, faticosi. Ma si va via sempre felici, di buon umore, attivi e positivi.

Il coach di Alessia è preparato, ha studiato la materia, si è aggiornato costantemente ed è rimasto umile. Sa che c'è sempre qualcosa da imparare.

Ma non si aggiorna parlando con i colleghi o telefonando al suo vecchio allenatore, guarda sempre avanti. Ha scoperto il metodo scientifico ed ora per ogni dubbio cerca la soluzione. Basandosi su evidenze.

Unire le evidenze all'esperienza.

Efficaci e motivanti. Ovvero unire metodologie basate su evidenze cercando un effetto dose-risposta, cercando di applicare metodi che possano anche "motivare" l'atleta.

La motivazione può essere di due tipi: estrinseca, ovvero stimolata dal coach, dal personal trainer o dall'allenatore, ed intrinseca.

La motivazione il coach la può trasmettere in vari modi, con varie frasi e vari comportamenti. Ma questa motivazione non sarà a lungo termine.

Mettiamola così, se andassi in mountain bike sui monti e non fossi particolarmente allenato avrei bisogno di una spinta per fare le prime due, tre, quattro pedalate necessarie per partire.

Ma non per arrivare.

Se io non ho la mia motivazione intrinseca avrò forse condiviso il percorso e l'obiettivo con il coach ma non arriverò mai alla fine.

Sarà la mia motivazione a fare la differenza.

L'atleta lo sa.

Alessia ha fatto le scuole professionali, non ha studiato né fisiologia né biologia. A malapena sa riconoscere il nome di quei muscoli della gamba, che è più semplice chiamare "polpacci".

Alla fine dei conti che sia Gastrocnemio o Soleo, ad Alessia non importa.

Alessia ha un suo sesto senso che la rassicura. Capisce quello che la rende diversa, capisce cosa la rende migliore giorno dopo giorno.

E si fida del suo coach.

Non ha assolutamente idea che quell'allenamento molto intenso, seguito da momenti di bike leggeri, produca effetti sulle sue prestazioni. Non ha proprio idea che il suo sistema cardiorespiratorio ed anche muscolo-scheletrico stiano migliorando giorno dopo giorno. Non ne ha idea.

Ma è motivata a farlo perché "sente" che qualcosa sta cambiando.

Sentire il miglioramento

Gli adattamenti si instaurano nel nostro organismo dopo una opportuna sollecitazione, costante, progressiva e perfettamente calibrata sulle variabili possibili.

Ma per avviare queste azioni ci vuole prima la competenza del tecnico e poi la motivazione dell'atleta.

Mario ora sarebbe ancora un atleta, la sua motivazione c'era. Mancava la competenza.

HIIT con competenza e motivazione, per ottenere cosa?

Abbiamo già visto nel Capitolo 1 alcuni effetti che ci dobbiamo aspettare applicando metodologie HIIT, evidence-based. Alcuni di essi riguardano il metabolismo anaerobico (produzione ed accumulo di lattato) ma in continuità anche sul metabolismo aerobico (accumulo e smaltimento del lattato).

Non possiamo quindi immaginare di lavorare a compartimenti stagni, se siamo bravi potremmo focalizzare l'attenzione su una maggiore percentuale di contribuzione anaerobica lattacida, ma inevitabilmente anche il metabolismo anaerobico alattacido e quello aerobico verranno attivati ed influenzati.

Tutti daranno una mano a far partire la macchina, spingendo insieme.

L'acido lattico, il terrore è in agguato

Chissà perché ma quando ci si approccia allo sport la paura più grande è stancarsi. Guai.

A volte il saggio consiglio "quando senti fatica, fermati" arriva anche da esperti, di altre materie, che dispensano pillole di saggezza un tanto al chilo.

Ho ben spiegato che l'HIIT, ma tutta l'attività fisica in generale, deve essere avviato solo dopo avere un certificato medico idoneo all'attività che, al momento della scrittura di questo libro, in Italia può essere di due tipi: agonistico e non agonistico.
La differenza è innanzitutto sulle finalità, tesseramento agonistico per le competizioni o meno.
Ma la differenza è anche nelle applicazioni.

Un certificato non agonistico si intende adatto per un'attività che mira al mantenimento e miglioramento del nostro stato di forma e di salute. Sarebbe opportuno che si indicasse al medico la "vera" attività alla quale ci siamo iscritti per dargli modo di valutare se fare o meno anche la prova da sforzo.
Ottenuto il certificato si passa al campo, alla piscina, alla palestra. E ci si allena per migliorare.

Abbiamo visto come il nostro miglioramento sia dovuto ad uno stress al quale il nostro organismo dapprima cerca di resistere per poi cedere.
Solo in questo momento si creeranno nuovi adattamenti, più efficaci rispetto ai precedenti, che man mano ci faranno migliorare.

Immaginiamo di dover buttar giù una parete, abbiamo un martello e ci armiamo di forza, volontà e pazienza e colpo dopo colpo scalfiamo l'intonaco, rompiamo il primo mattone, superiamo la metà e quindi rompiamo l'ultima parte fino a vedere la luce dalla parete opposta.

Un procedimento facile ed intuitivo. Lo puoi fare anche domattina, funziona così, credimi.

Ora immagina se venisse un "saggio" magari con atteggiamento da grande esperto e ti dicesse "bravo, fai bene, ma mi raccomando appena ti senti affaticato, fermati".

Se seguissimo questo suggerimento al massimo riusciremmo ad appendere un quadro, tutto il resto stanca. L'esperto ci ha detto che fa male.

Il nostro organismo è come quel muro, se la parete è troppo fine e non idonea a quello che vogliamo ottenere, si butta giù. Noi stessi, magari nel recupero notturno, inizieremo a costruirne una più forte, spessa e resistente. Ma per farla dobbiamo prima buttare giù la vecchia.

E facendo un'attività intensa, protratta nel tempo e con recuperi incompleti produrremo acido lattico.

Ottimo, era quello che volevamo. Ora vediamo di produrne di più.

Sì, ma i dolori il giorno dopo?

Quelli ci terranno compagnia qualche giorno, ma solo le prime volte. Non sono causati dall'acido lattico, che al massimo dopo due ore è scomparso, ma da piccole lacerazioni delle fibre muscolari che nell'attività non hanno retto e si sono spezzate. Pazienza.

Il nostro organismo ne creerà altre in sostituzione, più forti delle precedenti. Continuiamo ad allenarci e non ci penseremo più.

Questi dolori prendono il nome di DOMS, i dolori del giorno dopo.

Torniamo ora al nostro terrore, l'acido lattico.

Se facciamo un test con uno strumento (lattacidometro) analizzando una micro-goccia di sangue capillare dal lobo dell'orecchio o dalla punta del dito troveremo un certo valore di "lattato" che si misura in concentrazione di millimoli e potrebbe essere tendenzialmente molto alto a fine attività e nei minuti successivi, per poi diminuire.

Ma non era "acido lattico"? Sì, nella cellula. Ma qui siamo nel sangue. Le cose sono diverse, quando è "acido" limita la performance, quando è "lattato" può essere riconvertito in energia.
Quindi, a logica, se noi vogliamo avere energia-extra dobbiamo svuotare quanto prima l'acido lattico dalla cellula, accumulare e smaltire il lattato e convertirlo in glucosio?
In estrema sintesi, e con qualche dozzina di processi non descritti, sì.
Ma questo non è un libro di biochimica e rimaniamo nel concetto da spiegare alla nonna.

Se noi "alla fatica ci fermiamo" semplicemente non ci alleniamo a questa evenienza e neanche a tutte le altre.
Ora invece proviamo a capire la nostra Alessia che problema potrebbe avere durante un allenamento intenso o una simulazione di gara:

- Inizia veloce, ci mette il suo massimo impegno ma dopo 1 minuto e mezzo inizia a sentire la fatica ed è costretta a diminuire per non fermarsi.

- Inizia più lenta, per evitare il problema di prima, ma dopo 3 o 4 minuti riavrà lo stesso problema e rallenta ancora un po' di più

- Inizia veloce, resiste per tre o quattro minuti ma poi, proprio alla fine, non ha più lucidità, prontezza e forza. L'avversario la batte sempre "alla fine". Che peccato.

In questi tre casi, su decine possibili, ho riassunto alcune debolezze del nostro allenamento. Non di Alessia. Lei è forte, ma non allenata.

Infatti questo è il problema, ogni situazione che si verifica nell'atleta ha una sua causa, a volte davvero precisa, da manuale. Ma noi non siamo in grado di "leggerla", ci passa davanti e ci sfugge via.

Eppure è lì.

Con l'HIIT possiamo affrontare una ad una le situazioni precedenti, e risolverle. Perché in quelle casistiche si nascondono tutte le debolezze, dell'allenamento, di Alessia: adattamenti centrali, periferici, dei trasportatori di membrana, efficienza dell'affinità al glucosio, dell'ossidazione dei grassi, dell'efficienza enzimatica, dell'attività ormonale e così via.

È tutto lì.

Ora alleniamo le debolezze.

SEGRETO n. 1: L'Acido Lattico non è un nemico e con l'HIIT possiamo fare in modo di "disattivarlo" e renderlo inerme. Quando ci saremo riusciti lo useremo come nuova energia.

SEGRETO n. 2: I DOMS non sono causati dall'acido lattico. Lo so, si sa, ma a volte è bene ricordarlo.

SEGRETO n. 3: Ogni nostro problema può essere "composto" ed analizzato, troveremo le risposte per capire come organizzare il lavoro e risolverlo.

Capitolo 6

Allenare le debolezze

La debolezza dell'atleta è la nostra alleata. Forse finora abbiamo pensato ad allenare l'atleta nelle sue caratteristiche più attinenti alla sua prestazione, abbiamo allenato le sue qualità, abbiamo focalizzato l'attenzione su quello che sapeva fare meglio.
Ottimo, ma non è quello che ci farà migliorare.

L'anello debole spezza la catena.

È la sua debolezza che compromette la prestazione, dobbiamo dapprima individuarla e poi migliorarla. Come? Analizzando l'atleta e la sua prestazione.
"Senza strumenti non si può". Questa frase è vera ma anche un'altra è vera: "anche con gli strumenti non si può".

Hai mai cercato un ago nel pagliaio? Forse no e neanche io. Non so chi l'abbia inventata questa frase ma è davvero improbabile che accada. Però proviamo ad immaginare due persone che si accingono a compiere questa ardua prova: cercheranno l'ago nel pagliaio.

Uno dei due, Michele, si prepara alla grande, ha tutte le attrezzature elettroniche più nuove, ha sistemi di localizzazione satellitari e gps, ha mappe virtuali e camere infrarossi.
L'altro, Nicolas, si sta pulendo i suoi occhiali.

La sfida ha inizio. Trovato.

Certo dirai, così è vincere facile ma non è corretto. Non si può competere con chi ha tutte quelle attrezzature.
Infatti.
L'ago l'ha trovato Nicolas.
Michele non aveva neanche idea di cosa cercare, come fosse fatto un ago, la forma, il peso, il colore, il materiale... ma aveva tutta l'attrezzatura più innovativa.
È il "sapere cosa cercare" che fa la differenza.
E il "sapere" si deve imparare, per tutto il resto c'è la Card.

Ora se torniamo un attimo alle debolezze di Alessia abbiamo davanti a noi tutte le risposte. Sappiamo cosa è successo nel primo caso, nel secondo e nel terzo.
Lo sappiamo e possiamo intervenire con allenamenti mirati e precisi, che ci consentano al prossimo test, magari tra un mese, di capire se stiamo risolvendo o meno.

E l'attrezzatura? Quando potremo farlo la compreremo, ma solo una. Quella più adatta e che conosciamo alla perfezione.

Meglio sapere il 100% di una cosa che l'1% di tanto. E per imparare la materia non abbiamo bisogno di comprare lo strumento, semmai lo faremo dopo.

Le debolezze di Alessia sono solo di Alessia.

Perché l'allenamento che faremo per le sue debolezze è l'allenamento per i suoi "marginal gains", quei miglioramenti marginali che, sommati insieme, fanno un'enorme differenza.

Abbiamo visto delle aree importanti e abbiamo ipotizzato che il problema fosse duplice: l'acido lattico, nella cellula muscolare, bloccava la produzione energetica e favoriva la fatica precoce; il lattato nel sangue subiva tempi di smaltimento lunghi.

Queste ipotesi, se confermate, avrebbero in effetti causato proprio quello che Alessia riscontrava, almeno in alcune situazioni.

E allora il suo coach, che sapeva cosa cercare, iniziò la "caccia al suo ago".

Lo fece adottando dei protocolli di HIIT con recupero passivo, per sollecitare lo stimolo lattacido, ma poi anche con recuperi attivi per favorire lo smaltimento del lattato. Poi adottò protocolli di varie durate ed intensità, a volte anche discendenti, per favorire adattamenti enzimatici e velocizzare i processi energetici aerobici ed anaerobici.

E poi disse "via".

Dopo un mese di allenamenti con "dosi" sempre precise e "risposte" corrispondenti alle aspettative Alessia fece un nuovo test: sensazioni perfette, fatica posticipata, nessuna riduzione di velocità e potenza. Ottimo, andiamo avanti così.

Ah già, lo strumento.

Non l'abbiamo ancora comprato, abbiamo studiato la materia ed abbiamo una competenza che ora ha un valore più elevato dello strumento, per almeno 4 o 5 mesi non ne avremo bisogno.
Ma dopo sì.

Perché quando si inizia i margini di miglioramento sono molto elevati ma man mano che si ottengono risultati importanti i margini si riducono. E allora bisogna essere precisi.

Per misurare la durata di un giorno possiamo anche aspettare l'alba del giorno dopo, minuto più o minuto meno è sicuramente passato un giorno.

Per misurare un'ora possiamo anche usare una vecchia clessidra, secondo più secondo meno sarà sicuramente indicativa.
Per misurare il record del mondo di Usain Bolt la clessidra però non va benissimo e neanche il cronometro manuale.
Per misurare il tempo di scissione dell'Atomo non va bene neanche il cronometro elettronico. E così via.

Alessia non è al livello di Bolt, ora le basta la clessidra. Ma tra breve avrà bisogno di un cronometro manuale, poi digitale, poi elettronico, poi chissà. Ma a quel punto vorrà dire che saremo arrivati al tetto del Mondo, potremo permettercelo.

Compriamo il lattacidometro. E adesso?

Ora viene il bello. Avremo milioni di dubbi, dati che sembrano darci la risposta che cercavamo, ma dopo 3 minuti dicono il contrario. E dopo altri 3 si contraddicono. Almeno così sembra.
Ma Alessia non si preoccupa, il suo Coach ad ogni numero che salta fuori reagisce con un "bene". Ed è vero.
Perché lo strumento non ci dirà mai come allenare, quello ce lo dirà la competenza; lo strumento ci dirà "se" abbiamo allenato correttamente. E più sarà preciso più lo dirà in maniera impietosa. A meno che noi non avessimo già ipotizzato le risposte. E abbiamo ora le conferme dei fatti.

Testiamo l'atleta, che succederà?

Alessia ora fa un test di lattato al mese, facile e veloce. Una micro goccia prima di iniziare l'allenamento, una dopo il riscaldamento, una dopo il protocollo stabilito e poi alcuni prelievi dopo un numero costante di minuti.

Ora la situazione è diversa da quanto succedeva qualche mese fa. Ora non ci basiamo più sulle percezioni di Alessia o sul suo comportamento in gara. Ci basiamo su numeri.

E i numeri ci dicono che Alessia finisce il protocollo con un "tot" di lattato (inutile dire quanto tanto sarà solo il suo, non si può comparare con altri), che poi anziché decrementare aumenta dopo 3 minuti, e poi ancora dopo altri 3.

Un dramma per Filippo, l'assistente del Coach, un saputello da molti suoi amici ritenuto un incapace. Ma è stato il "prescelto" di qualcuno e l'hanno messo lì.

"Non va bene", dichiara con tono saggio Filippo. "Il lattato doveva scendere, quindi l'allenamento è sbagliato".

Può essere. Ma forse può essere anche che gli amici avevano ragione.

Il dato di oggi è una fotografia, non è la realtà. È una fotografia, bella, precisa, dettagliata. Ma non ci dice se ieri avevamo i capelli lunghi o se l'anno scorso eravamo grassi. Ci dice "oggi sei così". Punto.

Quello che possiamo fare è "ipotizzare" cosa sia successo nei mesi precedenti, quando non facevamo test ma ci allenavamo e basta, e cosa dovrà succedere nel futuro continuando ad applicare l'HIIT.

Oggi abbiamo dei numeri ma non la soluzione.

SEGRETO n. 1: L'HIIT è basato sulla scienza ma per saperlo davvero usare ci dobbiamo basare sulla competenza, la nostra. Se hai strumenti efficaci ma nessuna competenza troverai solo dei numeri. Magari per la lotteria vanno bene, per l'allenamento no.

SEGRETO n. 2: Dose-Risposta è sempre alla base. Capire se quello che abbiamo "somministrato" al nostro atleta è stato efficace è il punto iniziale dell'allenamento successivo.

SEGRETO n. 3: L'ipotesi va sempre confermata. Dalla debolezza dell'atleta si passa alla scelta del corretto programma ma, almeno mensilmente, si verificano i progressi.

Capitolo 7

L'energia è alle porte

Una regola che è sempre esistita nel mondo delle discoteche è "l'ingresso in coppia", un dramma per gli adolescenti alle prese con i primi veri problemi della vita: in Disco da soli è dura entrare.

Là dentro c'è il Mondo, quello vero. In Discoteca si vive la vita, c'è energia, c'è movimento. Insomma, bisogna entrare. Costi quel che costi.
E allora proviamo a cercare la compagna, ma che si leghi a noi. Ora dirai "credevo fosse un libro di HIIT, ho sbagliato tasto nell'acquisto". No, questo è HIIT.

L'allenamento può essere il migliore possibile, il Coach può essere aggiornato e preparato, l'atleta davvero motivato. Ma non conta.
Il vero lavoro che serve non è fatto fuori ma dentro di noi.
Molto dentro. Nella cellula.

Ingresso in coppia.

Abbiamo visto che in ogni attività che facciamo, anche nei 20"
del Tabata, tutti i nostri meccanismi energetici si attivano
immediatamente e contemporaneamente.

Immagina un grande forno di un Ristorante: entrano le pizze, la
carne, il pesce, le verdure. Si crea calore ed anche il cibo per i
clienti.

Il nostro metabolismo è molto simile, qualunque attività fisica
iniziamo abbiamo bisogno di energia, a volte anche tanta, e
quindi bruciamo di tutto e tutto insieme. I carboidrati dalla pizza,
le proteine ed i grassi da carne, pesce e condimenti, altri
nutrienti da verdure e liquidi.

E il nostro metabolismo riuscirà a filtrare dai nostri nutrienti il
glucosio, gli aminoacidi, gli acidi grassi. Fondamentali per tutto
quello che dovremo fare, anche con HIIT.

Ricordi Alessia? Aveva un problema evidente nel meccanismo
anaerobico lattacido, tra le ipotesi c'era una limitata quantità di
glicogeno nelle cellule. Il glicogeno è il nostro carburante
primario in attività intense, come l'HIIT.

Il glicogeno non si mangia. Fa parte del metabolismo animale ed
umano ma quando mangiamo la carne non troviamo glicogeno
perché si è trasformato in altro.
Il glicogeno si forma quindi nelle nostre cellule unendo insieme
più molecole di glucosio.

Quindi per avere l'energia dobbiamo creare glicogeno, ma per crearlo abbiamo bisogno di glucosio e per avere quest'ultimo dobbiamo avere una nutrizione adatta, con corretti livelli di carboidrati, e quindi effettuare una completa digestione.

Dopo la digestione quindi quel piatto di pasta al dente, cotto a 100°, diventa glucosio ed inizia il suo cammino dall'apparato digerente, o dal fegato se è già accumulato, e viene trasportato nel sangue verso tutto il corpo.

Come nel tunnel delle Montagne Russe si corre in discesa in una fitta rete di scambi così il glucosio correrà veloce nel corpo, passerà dalle arterie ai capillari, sempre più diramati, sempre più sottili.
Viaggerà veloce nel torrente ematico che ad alte intensità sarà imponente come un fiume in piena con oltre 25 litri di sangue al minuto.

E il glucosio corre via, fino alle estreme periferie del nostro corpo, alla massima velocità.

Per poi sbattere.

Sì, perché il glucosio sbatterà contro la parete della cellula muscolare. Vorrebbe entrare, dentro lo aspettano, ma non si passa. Si entra in coppia, niente da fare.

La cellula è come la porta d'ingresso della discoteca, non importa che siamo ben vestiti e che ci aspettano, se la regola è "si entra in coppia" non si passa. E il glucosio rimane fuori.

I trasportatori di membrana.

Nella cellula c'è un via vai continuo, chi entra e chi esce. Tanto più quando il nostro corpo è sollecitato ad alte intensità. Le velocità diventano sempre più rapide e si crea anche qualche collo di bottiglia.

Hai in mente i tornelli della Metro nell'ora di punta? Tutti abbiamo fretta ma si passa uno alla volta.

"Aprite più tornelli" – si sente alle volte – ed hanno ragione.

Ora torniamo un attimo nella cellula, oppure con la mente ai tornelli della Metro, tanto il concetto è lo stesso.

Nella cellula si entra con due modalità, con trasporto attivo o passivo. Dipende dalle sostanze .

Una delle modalità che consente di far entrare il glucosio è grazie ai trasportatori di membrana, senza i quali il glucosio resta fuori dalla parete cellulare. Non entra, non crea glicogeno, non fornisce carburante al metabolismo, non abbiamo più energia. E ci fermiamo.

Stop. Allenamento finito.

Quando ci alleniamo con HIIT dobbiamo fare in modo di utilizzare quanto più glicogeno possibile e più andiamo veloci più il glicogeno si esaurirà in tempi rapidi.

Hai mai cucinato la pasta? Ottimo, allora conosci tempi e modalità. Quando si mangia da soli ci si prende il tempo necessario per fare le cose per bene, con calma e senza fretta. Se siamo in due abbiamo già un po' di ansia. Se abbiamo organizzato una cena con 20 amici allora tutto cambia, due pentole, acqua che bolle ed acqua che si riscalda, pasta che cuoce, altra al dente, altra già condita. E qualche simpatico amico che con grazia ci dice "ma quando si mangia?? Abbiamo fame!". Che cari amici.

Ecco nella nostra cellula durante l'HIIT c'è questo caos. Tutto va velocissimo, un vortice impazzito che consuma tutto quello che trova. Ed ha bisogno di nutrienti in continuazione per fornire l'energia ai muscoli che, anche loro iniziano ad urlare "ci muoviamo?? Qui abbiamo finito tutto!".

Gli enzimi, moltiplicatori di energia.

Nella cena di prima se avessimo avuto non una ma cinque pentole, non due ma dieci braccia, allora le cose avrebbero preso una piega diversa. Tutto sarebbe stato perfetto, nessun'ansia, nessuna fatica, tutti i piatti pronti e conditi portati a tavola nello stesso momento a tutti e 20 gli amici. Wow.
Ma di solito non succede così. Neanche al nostro metabolismo durante l'HIIT.

I nostri muscoli chiedono, pretendono, sbraitano energia e noi cerchiamo di mandargliela, finché si può.
Ma ad un certo punto tutto salta, il glucosio non riesce ad entrare nella cellula alla velocità che vorremmo perché si è creata una fila, come la coda ai tornelli, e il glicogeno si esaurisce. Proviamo a fare del nostro meglio ma arriva una fatica mai provata, poi l'esaurimento muscolare, ed è finita.

Moltiplicare l'energia

Moltiplicare la velocità e l'efficienza delle reazioni all'interno della cellula si può, attraverso numerosi enzimi. Alcuni velocizzano le reazioni di creazione dell'energia, altri di ripristino, altri della digestione, altri dei processi aerobici o anaerobici e così via.

E sono allenabili.
Grazie ad opportune modalità possiamo fare alcune cose particolarmente utili ma anche logiche: se si crea la fila ai tornelli della Metro apriamone altri e facciamoli anche girare più veloci. Ovvio no?

Una maggiore ed efficace attività enzimatica consente quindi di velocizzare le reazioni biochimiche del nostro metabolismo energetico. Ma non basta.
Con l'HIIT possiamo da un lato creare degli adattamenti enzimatici, glicolitici o ossidativi (anaerobici o aerobici) ma anche cercare ulteriori azioni che concorreranno al miglioramento del risultato finale, quali ad esempio le reazioni adrenergiche e gli affetti ormonali.

Se da un lato abbiamo una cellula che "chiede" glucosio per la produzione energetica necessaria alla contrazione muscolare che ci serve, dall'altra ulteriori cellule sono attive in questo scenario.

I grassi bruciano alla fiamma degli zuccheri.

Ovvero se ci fermiamo durante una Maratona non è mai perché abbiamo finito i grassi ma perché abbiamo esaurito il glicogeno.

Il glicogeno è il nostro carburante più costoso e limitato, ne abbiamo una quantità esigua e si esaurisce in fretta.

Il nostro obiettivo è quello di risparmiare glicogeno, renderlo quindi più efficiente ed utilizzarlo il minimo possibile con il massimo risultato.

Per far questo dobbiamo riuscire a creare energia in quantità maggiori e alla velocità più alta.

Ritorniamo un attimo ad Alessia.

Uno dei problemi che aveva era un "crollo" dopo alcuni minuti di gara quando non riusciva più a tenere la stessa velocità di partenza ed aveva due soluzioni: rallentare o fermarsi.

Chiaramente Alessia, da buona atleta competitiva, ha sempre preferito ridurre la velocità per qualche minuto, "riprendere fiato" e quindi riprendere la corsa. Però gli avversari ormai erano troppo avanti, peccato.

Perché Alessia ha fatto questo? Non poteva stringere i denti e continuare allo stesso ritmo? Ha ceduto solo di testa?

No.

Alessia alla fine della gara rivolgendosi al coach ebbe a dire "avevo finito il glicogeno ed ho dovuto rallentare". Ma il suo coach rimase in silenzio, non è un problema discutere su questo. Ma sapeva che il problema era un altro.

Il glicogeno non si esaurisce in pochi minuti, Alessia avrebbe potuto correre a quelle intensità per oltre mezz'ora senza problemi, non era il glicogeno la causa. Ma l'acido lattico.

Un altro problema che con HIIT si può affrontare e risolvere, ma proviamo a capire cosa è successo con un esempio.

Immaginiamo una staffetta, prendiamo tre velocisti di livello internazionale da finale Olimpica, i migliori.

E poi Mario Rossi, abbonato della SuperCoppaMega di Calcio versione plus del canale satellitare.

Facciamo competere questa super squadra contro Canada, USA e Giamaica. E siccome sappiamo di avere un piccolo problemino nel team, mettiamo i due più veloci nelle prime due frazioni, quello più grintoso per ultimo e Mario Rossi terzo staffettista.

Diamo dei nomi agli staffettisti e chiamiamo il primo Fosfocreatino, il secondo Glicolitico ed il quarto Lipolitico.

Ora si parte. Fosfocreatino è un razzo, senza cedimenti scatta fin dal primo passo e passa per primo il testimone a Glicolitico, che effettua un cambio senza diminuire la velocità.

A metà gara la nostra squadra è senza dubbio la più veloce, cambi perfetti, velocità incredibili e vento agli avversari.

Poi parte Mario. Sembra di vedere la moviola.

Prende il testimone ma corre lento, un po' affaticato, a volte sembra pure stia per sbagliare corsia quando entra in curva. Conclude passando il testimone a Lipolitico, che finalmente parte, quasi da fermo.

Gli ultimi passi di Mario non sono stati proprio da togliere il fiato e Lipolitico cerca di aumentare man mano dando il suo massimo.

Ma arrivano quarti.

Immaginiamo insieme questa gara, una prima frazione al top, seconda al top, un crollo alla terza, ed una ripresa alla quarta.
Sembra proprio la gara di Alessia.

Chi è Mario Rossi in questo esempio?
Lui è Turbo, o meglio lo sarebbe dovuto essere. Turbo è un'arma segreta che si attiva proprio in quei momenti e consente di collegare un meccanismo velocissimo, anaerobico, ad uno lentissimo, aerobico.
Se abbiamo il Turbo agganciamo i due meccanismi senza apparente decremento, se non l'abbiamo facciamo come Mario. Non c'è possibilità.

Aerobico ad alta intensità.

Se guardiamo la TV, magari la mattina quando intervistano gli "esperti" ci diranno che l'anaerobico brucia i carboidrati, l'aerobico i grassi. Applausi dello studio e spazio alla pubblicità.

L'esperto non è più in diretta e noi abbiamo sempre qui Mario, il terzo incomodo. Che ci facciamo?

Mario, anche se l'esperto non lo sa, diventerà il nostro Turbo, magari non oggi e non domani ma se lo alleniamo possiamo tirar fuori l'energia che ci serve proprio in quel momento, una energia che produce ATP dal meccanismo aerobico, attraverso il ciclo di Krebs ma senza usare i grassi. Usando gli zuccheri.
Esiste un meccanismo aerobico veloce, o anaerobico lento, che fa proprio questo: energia aerobica dagli zuccheri. Wow.

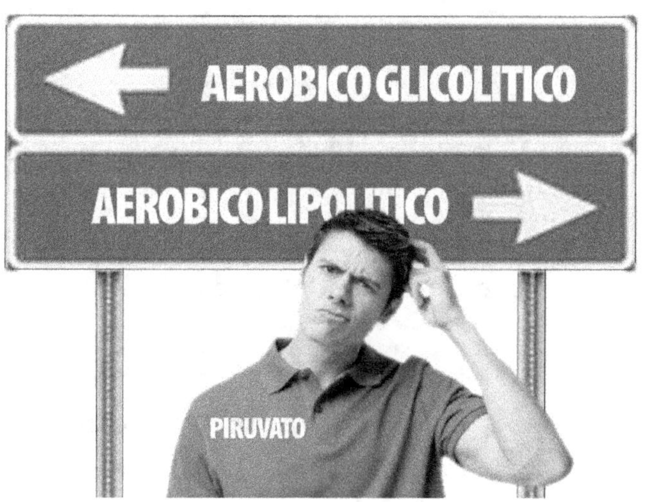

Immaginiamo per un attimo di andare velocissimi, il nostro sistema anaerobico alattacido, della fosfocreatina, si esaurisce in qualche secondo ma nel frattempo entra a regime la glicolisi. La reazione biochimica inizia dal glucosio e termina con il piruvato, poi si ferma al semaforo.

Il piruvato ha due possibili strade, se gira a destra diventerà acido lattico e se gira a sinistra si tufferà nel ciclo di Krebs per produrre nuova energia.

Scatta il verde, gira a destra.

E la macchina si ferma.

E perché non è andato a sinistra? Non poteva, per vari motivi.

Uno dei tanti è legato alla velocità di produzione del Piruvato, altissima, che male si sposa con la capacità di ingresso della molecola nel ciclo di Krebs, bassissima.

Sono usciti in duemila correndo via dalla Metro delle 13 ma hanno sbattuto tutti sui tornelli di uscita. Qualcuno è passato, gli altri sono rimasti dentro per un po'.

Se immaginiamo la scena abbiamo un esempio di cosa accade nella nostra cellula in quel momento. Esce tanto Piruvato dalla glicolisi ma solo una piccola parte entra nel ciclo di Krebs, tutto il resto aspetta in coda, diventando acido lattico.

Questa spiegazione non mi farà mai superare alcun esame di biochimica, neanche con 18, ma la nonna avrà capito.

Speriamo però che sia andata qualche volta in Metro, altrimenti cambierò l'esempio con la fila alle Poste.

E quindi come la mettiamo con il Turbo?

Bella domanda, non c'è la risposta magica. Bisogna ragionarci un attimo.

Nelle cellule di Alessia ora c'è questa situazione, un po' complicata che la schematizziamo per punti:

- Il Piruvato si sarà convertito in Acido Lattico

- L'Acido Lattico contribuirà alla riduzione del PH creando un ambiente molto acido

- Un PH basso inibisce l'ulteriore produzione di energia anaerobica

- Viene compromessa la capacità contrattile della fibra

- Arriva la fatica in tempi rapidi

Alessia rallenta.

Ed allora che fare? "Ottimo – dice il coach dopo il ragionamento – abbiamo capito come variare i nostri allenamenti".

In Discoteca ci sono i buttafuori.

Sì, siamo tornati in Disco. Eravamo entrati in coppia e ci stavamo divertendo ma ad un certo punto due ragazzi iniziano ad alzare la voce, il clima si surriscalda, parte qualche spinta e le cose si mettono male.
Ma per fortuna ci sono i buttafuori.
Arrivano dolci, prendono delicatamente i due e li fanno uscire dalla Discoteca con la leggerezza di un volo di Farfalla.
Più o meno.

Come si sta ora in Discoteca? Tutto perfetto, il clima è tranquillo e possiamo divertirci ancora per un po'.
La nostra cellula è la Discoteca e i rompiscatole sono le molecole di Acido Lattico, o meglio lo ione H^+ che si sta accumulando creando un clima sempre peggiore: si crea a velocità altissime ed in grandi quantità.

Ma poi sbatte.

Ma come? Non era il glucosio a fare questa fine? Sì, anche.
Nella Cellula si entra in coppia e si esce in coppia.
Con i buttafuori.

Anche in questo caso opportuni trasportatori di membrana avranno il compito di "agganciare" l'elemento di disturbo, renderlo inerme e gettarlo nel torrente ematico.

Questo è il "famoso" Lattato che troviamo nei test che abbiamo visto prima, ora non è più un problema, semmai dobbiamo sbrigarci ad usarlo perché possiamo farlo riconvertire in Piruvato, poi in Glucosio e quindi usarlo nuovamente come energia. Sostenibile no?

Alessia però ha ancora in testa quel brutto momento della sua gara quando, dopo i primi 3-4 minuti, ha visto correre via i suoi avversari mentre soffriva senza poter più fare nulla.

Ora è preoccupata.

Ma non il suo coach, lui è molto più sereno. Aveva una visione chiara ed aveva fatto delle ipotesi, aveva escluso le cause meno probabili e si era concentrato su quelle più coerenti con i dati che aveva ricavato.

Sul suo quaderno c'erano già le nuove strategie di HIIT:

- Un protocollo di SIT di 6" con recupero passivo 1:10

- Un protocollo di SIT di 20" con recupero passivo 1:10

- Un protocollo al 95% di 60" con recuperi attivi al 70%

- Un protocollo all'85% di 120" con recuperi attivi progressivi

- Un protocollo a scalare con recuperi attivi e passivi

Il tutto con precise andature ed intensità, un test ogni 20 giorni ed un obiettivo di miglioramento tra le 10 e le 12 settimane per testare le nuove condizioni.

SEGRETO n. 1: La Cellula muscolare è alla base di tutto. Tutto accade là dentro, dimenticarselo e pensare di allenarsi a 5x8 fino a sfinimento è un gran peccato.

SEGRETO n. 2: Se qualcosa non funziona abbiamo la soluzione. Se abbiamo bisogno di più glucosio, di più ossigeno, di meno H+ insomma, per qualunque evenienza possiamo intervenire.

SEGRETO n. 3: Quando serve azioniamo il Turbo. È una modalità, sappiamo che potremmo usarla, ma bisogna allenarla con molta accuratezza.

Capitolo 8

Dimagrire, tutto e subito.

L'HIIT fa dimagrire. Almeno è questo che si dice sintonizzandosi su "Radio Palestra".

Ma il dimagrimento non arriva per caso e il sudore a fine lezione non scioglie di certo il grasso; e allora perché dovremmo dimagrire?

Oggi facciamo un gioco, vediamo chi riesce a spaccare più pietre con un martellino, di quelli piccoli, rossi, che si usano come uscita di emergenza nei bus.

La regola del gioco è semplice, vince chi spacca più pietre, non importa la dimensione.

Tu hai fatto un allenamento specifico da "spaccatore" di pietre agonista ed il giorno della gara sei al top della forma.

Si inizia.

Di fronte a te trovi una mega-roccia proveniente dalle Dolomiti e poi tanti sassi di medie e piccole dimensioni. Vince chi ne spacca di più. Tu da dove inizi?

Sicuramente non dalla roccia delle Dolomiti.

E la stessa cosa la fai in ogni momento, ogni giorno, con il tuo grasso.

Grasso, ti distruggerò.

Ma a piccoli passi. Il nostro organismo utilizza i grassi a fini energetici, lo abbiamo visto, e allora perché la pancia, soprattutto quella, continua ad essere lì esattamente come prima mentre il viso si è sgonfiato?

Perché il tuo organismo sei tu. E tu hai preferito iniziare dalle piccole pietre, non dalla roccia delle Dolomiti, giusto?

Il grasso viscerale è ostinato, è formato da macromolecole di lipidi, non da piccole cellule solo un po' grassottelle. È come la roccia di prima e non si presta ad essere distrutto con quattro saltelli in palestra, anzi, è pronto ad aumentare non appena tu, stanco ed affaticato, ti "premierai" con qualche bella leccornia.

E allora come fare a dimagrire? Con il martello pneumatico!

Sì, noi lo abbiamo. Ma non sappiamo accenderlo.

Il grasso viscerale è attaccabile dalle catecolamine, soprattutto dall'adrenalina, nel senso che la sua azione sotto l'effetto complesso di una reazione adrenergica, simile a quell'effetto "combatti e scappa" già visto, può contribuire a "spaccare" le macromolecole di grasso viscerale e quindi, una volta rese disponibili, utilizzarle a fini energetici dalla lipolisi, che è proprio il meccanismo "brucia grassi" volto alla creazione di energia.

Anche con questo capitolo, nonostante le informazioni siano corrette, non avremo chance di passare il prossimo esame di Biochimica. Ma non importa, la nonna ha capito tutto.

Ridurre la pancia è impossibile.

Se intendi il dimagrimento localizzato, è vero. È impossibile, almeno basandosi su evidenze scientifiche.
Ma il grasso viscerale non è il grasso sottocutaneo, è un'altra cosa.
Quello sottocutaneo segue regole differenti.

"Mi faccio un mazzo così, ma la pancia non va giù. L'HIIT non serve".
È vero, le due cose non sono collegate.
Non basta stancarsi, bisogna arrivare a far "bollire l'acqua" perché ad 80° è solo calda, anche tanto da ustionare, ma non bolle. E la pasta non si cuoce.
E l'adrenalina non viene messa in circolo.

Per ottenere l'effetto da "martello pneumatico" abbiamo infatti bisogno di arrivare ad un'intensità superiore all'85% del $VO2_{max}$ per alcuni minuti, anche non consecutivi.
Per analogia possiamo dire che sia corrispondente all'85% della frequenza cardiaca massima, anche se sappiamo che neanche l'esame di Fisiologia lo passeremo mai. Ma la nonna è sempre molto attenta.

La cinetica delle frequenze cardiache è infatti "simile" a quella del VO2 ma non identica. Quindi il massimo VO2 non è sempre coincidente con la massima frequenza cardiaca e viceversa. Ma neppure così distante, quindi in questo esempio va bene e se usiamo questo esempio nell'allenamento va benissimo.

Se dopo l'esame medico con prova da sforzo vogliamo usare le frequenze cardiache non abbiamo tante opzioni: dobbiamo fare un test per capire i nostri valori.
Le formule non contano. Mi spiace, sarebbe bello usare 220-età, ma se ti alleni con quel valore sei preciso quanto cronometrare i 100 m di Bolt con la clessidra.

Le frequenze cardiache oltretutto sono estremamente variabili nel breve, medio e lungo termine quindi ti invito ad approfondire l'argomento se le vuoi davvero utilizzare.

Torniamo all'adrenalina e al nostro grasso che ci aspetta.

L'effetto adrenergico che crea una produzione massiccia e immediata di catecolamine "come la rottura di una diga" viene attivato con il raggiungimento di quell'85% di intensità per un periodo di circa 15 minuti, meglio se ravvicinato.
Ed ora, sinceramente, quando fai HIIT davvero raggiungi quelle intensità? Perché altrimenti non lamentarti se la pasta non cuoce o non è al dente, stai cercando di cuocerla a 70°.

La fortuna del principiante.

Capita, si sa. Arriva l'amico che non sa nulla ma riesce al primo colpo a trovare la soluzione. Lui pensa di essere bravo, tu solo che ha avuto un gran colpo di …
E con l'HIIT i principianti vincono sempre.

Perché tutti gli adattamenti che abbiamo visto, anche la somma di tutti, sono difficili da raggiungere man mano che ci alleniamo. Ma non all'inizio.
Nei primi 3-4 mesi di HIIT, con le intensità corrette, avremo tutti gli adattamenti smaniosi di consolidarsi. Proprio tutti.
Efficienza glicolitica e lipolitica, ovvero migliore utilizzo di zuccheri e grassi, ma anche più efficace trasporto di ossigeno ai muscoli.
Così come efficienza enzimatica, ai trasportatori di membrana, ormonale e alle catecolamine.
E quindi anche un effetto dimagrante, incluso nel prezzo.

Ma poi tutto scompare.

Sì, il "fattore C" dura poco, 3 o 4 mesi. Nel Fitness fa una grande differenza, nello sport non tantissimo. Ma sappiamo che c'è.
Una persona che non ha fatto mai nulla avrà grandi benefici nell'avviare l'attività fisica, enormi se applica l'HIIT.
I suoi margini saranno da "wow effect", con grande gioia del Personal Trainer che godrà i suoi cinque minuti di gloria, i commenti sui social e le recensioni a cinque stelline.

Poi il gioco si fa duro.

Quello che era un grande miglioramento man mano sarà un piccolo miglioramento e man mano sempre più marginale. Mario Rossi se lo allenasse Filippo riuscirebbe anche a dimezzare il suo tempo sui 100 metri, il 50% in meno!

Ma Filippo non sarebbe in grado di far migliorare neanche lo 0,00001% ad Usain Bolt.

E neanche a Mario, da oggi in poi.

La competenza ora è il fattore chiave, la "C" è la stessa ma non è la stessa cosa.

SEGRETO n. 1: L'HIIT fa dimagrire, oppure no. Dipende da noi. Ma il nostro organismo tenderà sempre ad usare i grassi "facili" da reperire, quelli ostinati li lascerà per ultimi, a meno che...

SEGRETO n. 2: ...troviamo la soluzione. Creare un effetto adrenergico e attivare le catecolamine è una soluzione efficace ma bisogna calcolare con attenzione le modalità

SEGRETO n. 3: Il principiante vince sempre. Per i primi mesi sì, anche se sbaglia tutto e se il suo Trainer è un po' superficiale. Ma l'effetto dopo qualche mese scompare e i progressi miracolosi non ci saranno più.

Capitolo 9

Quale applicare?

Quando parliamo di HIIT parliamo di energia per le vie metaboliche, quindi non parliamo di forza, potenza o di attività neuromuscolare.

Per capire se davvero l'HIIT può servirti nei tuoi allenamenti ti ho scritto 4 suggerimenti facili e pratici:

- Se stai preparando la Maratona, non vincerai con l'allenamento con HIIT.

- Se stai preparando un combattimento di Arti Marziali o Boxe, non vincerai con HIIT.

- Se stai preparando una gara di velocità, anche in questo caso, non vincerai con HIIT.

- Se fai Fitness e vuoi essere più scattante, dinamico e attivo non lo otterrai con HIIT.

Fattene una ragione. L'HIIT in tutti questi casi non ti farà vincere.

Lo so, stai pensando di chiedere il rimborso del costo del libro e di mettere una recensione negativa.

Ok, mi hai convinto, allora cambio qualcosa:

"Con l'HIIT ti leverai ogni soddisfazione, i tuoi risultati non saranno paragonabili con il passato ed ogni tuo limite precedente sarà infranto. Rispetta solo una condizione: parti sempre in prima".

Partire sempre in "prima".

Hai mai guidato una Ferrari? Io no. Ma qualche moto da corsa sì, di quelle che arrivano da 0 a 100 prima che tu capisca dove è la leva del freno. Ora pensa di guidare la tua macchina, veloce o meno non importa, e mettiti al semaforo con la mia moto al tuo fianco.

Mi guardi, ti guardo, acceleri da fermo ed io pure, impugni il volante e io il manubrio.

Guardiamo il semaforo, scatta il verde. Senti il mio rombo.

Ciao.

Non ho vinto, mi hai fatto vincere. Questo non lo accetto, non è sportivo. Non hai voluto combattere, sei partito in seconda!

Sì, partiamo in seconda. Sempre. Abbiamo una macchina bella, scattante ed efficiente. Ma partiamo sempre in seconda.

E questa macchina siamo noi. Al semaforo si parte in prima e non importa se dobbiamo partire da Roma Tiburtina per arrivare a Milano o al Raccordo Anulare, in entrambi i casi partiremo in prima.

L'HIIT però non allena questo. Se parti in seconda arriverai ad una velocità massima che sarà ben poco rispetto a quella di una buona partenza. E con un perfetto allenamento di HIIT riuscirai a mantenere questa velocità per tanto tempo, quasi senza particolare fatica. Fantastico.

Solo che gli altri sono partiti in prima e ti hanno fatto "ciao-ciao" con la manina. Non li riprenderai più.

E se anche loro hanno fatto HIIT difficilmente li vedrai decrementare nel corso della gara.

Allenare la prima contrazione.

Hai presente il gioco del "Domino"? Bellissimo. È un po' lunga la preparazione ma quando si fa partire il primo tassello è una perfetta armonia di sincronismi, uno spettacolo vedere i tasselli che cadono giù uno ad uno, sempre alla stessa velocità.

Sì, sempre alla stessa velocità. Del primo.

La velocità dell'ultimo tassello sarà influenzata solo da quanta energia noi abbiamo dato al primo.

Certo, anche con questa spiegazione non passeremo l'esame di Fisica, ma la nonna ha capito al volo e poi col Domino ci giocava anche lei.

Beata lei, io avevo già il Commodore 64 ed il Domino lo ritenevo un gioco noioso. Che gran peccato.

Il Domino è la rappresentazione della nostra gara che, qualunque sia, è composta da due fasi: la prima contrazione e le altre.

Uno è l'allenamento neuromuscolare, l'altro è metabolico.

La prima contrazione è quella che definisce tutto quello che succederà. In sintesi possono verificarsi queste cose:

- Prima contrazione limitata ma ottimo allenamento metabolico: partiamo lenti ma facciamo gare anche lunghe, senza troppe pretese

- Prima contrazione efficiente ma limitato allenamento metabolico: partiamo tra i primi ma arriviamo tra gli ultimi.

- Prima contrazione efficiente, ottimo allenamento metabolico: siamo sempre tra "quelli da guardare".

Dove sei adesso? Forse nel primo caso. E allora puoi fare enormi miglioramenti ma non con HIIT.

L'allenamento Neuromuscolare è un'altra cosa e ti consiglio di leggere "Power Essenziale". Se migliori questi aspetti partirai "in prima".

Sei nel secondo caso? Hai fatto bene a cercare nell'HIIT, qui potrai migliorare sicuramente.

Sei nel terzo caso? Ottimo. I tuoi miglioramenti non saranno enormi in termini assoluti ma passerai tra "quelli da guardare" a "quelli da battere".

La differenza tra il primo e il quarto è sempre minima ma il quarto non se lo fila mai nessuno.

Credo faccia una grande differenza.

E allora proviamo a fare qualche applicazione "Essenziale".

SEGRETO n. 1: L'HIIT non allena tutto. Allena solo la parte "metabolica", non quella muscolare.

SEGRETO n. 2: Con l'HIIT non diventerai né più veloce né più forte o potente. Ma senza HIIT neppure.

SEGRETO n. 3: L'HIIT ti consente di "mantenere l'intensità" più a lungo possibile, spostando in avanti la fatica. Ma se parti in seconda più di quello non fai.

Capitolo 10

In pratica

L'HIIT si organizza in variabili, fino a 9. Una corretta ed opportuna scelta ci farà migliorare.

Vediamole e mettiamole in ordine:

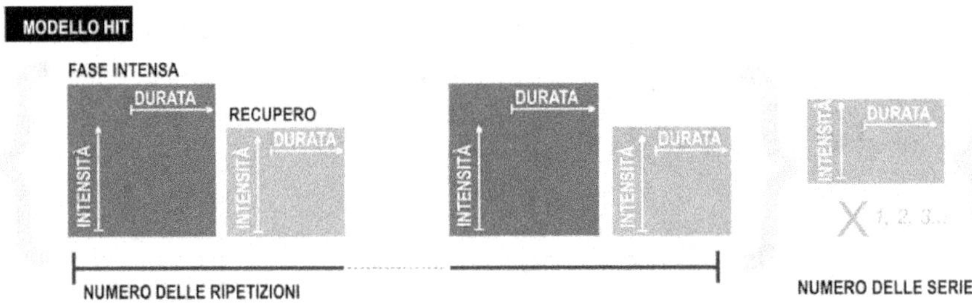

1) **La Modalità:** che attività fai? È consigliata, almeno inizialmente, una attività "ciclica" ovvero corsa, bici, nuoto e così via. Possono anche essere usate attività a corpo libero

come corsa sul posto ed altre ma, man mano che queste diventeranno "acicliche" si perderà l'affinità con l'HIIT.

o

2) **La fase intensa:** quanto è intensa? Puoi fare un all-out (quindi al massimo con la belva che ti vuole sbranare) oppure un % della tua intensità massima. Ma deve essere la reale intensità massima, non una stima calcolata con le formule.

o

3) **La fase intensa:** quanto dura? Puoi calcolare la durata su questo schema:
   a. Sprint fino a 6"
   b. Sprint medio, fino a 20"
   c. Sprint lungo, fino a 60"
   d. Sprint prolungato, fino a 4minuti

In questi 4 blocchi trovi tutte le possibili soluzioni. La scelta non deve essere "casuale" ma legata all'obiettivo. Ovviamente qui il livello diventa "Expert" ma per i primi 3 o 4 mesi anche se fai un po' di mix qualcosa la ottieni.

4) **La modalità del recupero:** attivo o passivo? Anche qui puoi scegliere. Ma ricorda che se ti trovi al casello di Roma Nord se vai a destra esci a Napoli, a sinistra a Firenze. Sono belle entrambe, se non hai nessuno che ti aspetta va bene anche così.

o

5) **L'intensità del recupero.** Se hai scelto recupero attivo non basta, quanto attivo? Una cosa è camminare, una avere un passo sostenuto ed una è correre anche se lenti. Ad ogni andatura scelta corrisponde un diverso adattamento.

6) **La durata del recupero.** Quanto ti riposerai? Ed anche qui c'è il solito dilemma, dove vado? Perché con un recupero lungo crei adattamenti verso una maggiore potenza mentre con un recupero corto verso una maggiore capacità. Sempre che poi l'intensità sia alta altrimenti non succede nulla lo stesso.

7) **Numero delle ripetizioni.** Quante volte? 4, 8, 12? Dipende anche qui da te. È facile con la regola del "doppio fallimento" capire fino a quanto far durare la serie. L'importante è capire che la serie, anche se l'abbiamo ipotizzata a 12, deve terminare quando non siamo più in grado di sostenere l'intensità scelta. Poco importa se siamo a 7 o a 11.

8) **Numero delle serie.** Abbiamo fatto 7 ripetizioni, quindi una serie. Ci basta? Forse no. E allora è utile agganciare una seconda serie dove ripeteremo il set precedente, con la stessa regola del "doppio fallimento" anche se probabilmente non riusciremo a terminare lo stesso numero di ripetizioni del set precedente. Ottimo.

9) **Recupero tra le serie.** Ultima variabile, quanto recuperiamo tra una serie e l'altra? Perché anche qui dipende da dove vogliamo andare, in quanto tempo e con quali risultati.

HIIT in pratica

Le cose "essenziali" ce le siamo dette, credo che anche la nonna le abbia capite. Spero che qualche dubbio le sia rimasto e stasera non si cimenti in Tabata in sala da pranzo.
Ma tu non sei la nonna, fallo!

Ricorda questo schema semplice, che può tornarti utile almeno le prime volte:

1) **Riscaldamento.** Sempre, fino a 10 minuti fatto in maniera progressiva fino ad alzare le pulsazioni, la temperatura e la frequenza respiratoria. Ed anche per "prepararti mentalmente" all'HIIT.

   o
2) **HIIT.** Scegli tu quale combinazione, fai inizialmente cose "facili" con esercizi che sai fare bene e focalizzati sull'intensità. Se inserisci attività troppo complesse rischi di focalizzarti sulla coordinazione e sulla tecnica e non sull'intensità.

   o Va bene mettere attività complesse o con qualche "pizzico" di sport ma solo dopo che avrai capito bene come fare.
   o Considera che dovresti riuscire a stare almeno 15 minuti nella "zona rossa" e quindi, almeno inizialmente, prevedi set che complessivamente durino almeno 30 minuti.

3) **Fase finale.** Lo Stretching statico va benissimo e lo mettiamo qui. Se puoi inserisci anche attività di prevenzione per tutte le articolazioni, includendo anche collo e schiena. Prima o poi qualche dolorino ti verrà a far compagnia, tienilo a bada.

o

4) **3 volte la settimana.** Minimo. Di meno non servirà più a nulla dopo le prime due settimane, quindi organizzati un tempo da dedicare al tuo allenamento, che durerà 45/50 minuti massimo.

5) **12 settimane.** Minimo. Di meno non avrai ottenuto nulla o almeno non avrai "stabilizzato" i tuoi miglioramenti. Cioè non saranno "adattamenti", se smetti scomparirà tutto in pochissimo tempo.

Perché stai ancora leggendo?

HIIT Essenziale termina qui.

Queste sono le informazioni minime e necessarie per "iniziare" l'HIIT, certo non da esperto ma meglio di niente.

Sinceramente quindici anni fa io ne sapevo molto meno e siccome dovevo capirlo dalle ricerche scientifiche non ti nego che se qualcuno me lo avesse dapprima spiegato "con il linguaggio della nonna" lo avrei capito meglio ed apprezzato molto prima.

Spero che questo succeda anche a te, ora che ti ho trasmesso il concetto "essenziale" sarai tu a scegliere se farlo, approfondirlo o rimanere nella strada che hai fatto finora.

Grazie di avermi dato fiducia, ora torna ad allenarti, qualunque sia il tuo allenamento ed il tuo sport.

Gian Mario Migliaccio

SEGRETO n. 1: L'HIIT non ha segreti. Ha basi solide e scientifiche. L'unico segreto è iniziare.

1. *Evolution of human walking.* CO, Lovejoy. s.l. : Scientific American, 1988.
2. William J. Kraemer, Steven J. Fleck, Michael R. *Exercise Physiology: Integrating Theory and Application.* 2012.
3. Weston M, Taylor K, Batterham AM, Hopkins WG. *Effects of low-volume high-intensity interval training (HIT) on fitness in adults: a meta-analysis of controlled and non-controlled trials.* s.l. : Sports Med, 2014.
4. Vladimir Nikolaevich Platonov. *Wikiedia.* [Online] https://en.wikipedia.org/wiki/Vladimir_Nikolaevich_Platonov.
5. *Evidence-Based Medicine: What Is It and How Does It Apply to Athletic Training?* Hootman, Russell Steves and Jennifer M. s.l. : Journal of Athletic Training, 2004.
6. Metodo Scientifico. *Wikipedia.* [Online] https://it.wikipedia.org/wiki/Metodo_scientifico.
7. *Interval training for performance: a scientific and empirical practice. Special recommendations for middle- and long-*

distance running. Billat, Veronique. s.l. : Sports Medicine, 2001.

8. *Intermittent Muscular Work.* al, Astrand et. s.l. : Acta Physiologica, 1960.

9. *Interval training.* EL, Fox. s.l. : Bull Hosp Joint Dis. , 1979.

10. *Effect of active versus passive recovery on metabolism and performance during subsequent exercise.* McAinch AJ, Febbraio MA, Parkin JM, Zhao S, Tangalakis K, Stojanovska L, Carey MF. s.l. : Int J Sport Nutr Exerc Metab., 2004.

11. *High-intensity interval training, solutions to the programming puzzle: Part I: cardiopulmonary emphasis.* Buchheit M, Laursen PB. s.l. : Sports Medicine, 2013.

12. *High-intensity interval training, solutions to the programming puzzle. Part II: anaerobic energy, neuromuscular load and practical applications.* Buchheit M, Laursen PB. s.l. : Sports Medicine, 2013.

13. *Effects of moderate-intensity endurance and high-intensity intermittent training on anaerobic capacity and VO2max. .* al., Tabata I et. s.l. : Medicine and Science in Sports and Exercise, 1996.

14. *Variable dose-response relationship between exercise training and performance.* I, Busso. s.l. : Medicine and Science in Sports and Exercise, 2003.

15. *Physiological adaptations to interval training and the role of exercise intensity.* MacInnis MJ, Gibala MJ. s.l. : Journal of Physiology, 2017.

VO2$_{max}$. E' la misura del massimo volume di Ossigeno che l'atleta riesce ad utilizzare durante una attività intensa. Non si aumenta "andando in montagna dove l'aria è buona", ma con l'allenamento.

TLimit. E' il tempo che l'atleta riesce a mantenere l'intensità alla velocita del suo VO2max. Questo è particolarmente allenabile con HIIT.

Acido Lattico. Viene prodotto al termine delle reazioni che metabolismo anaerobico e si accumula nelle cellule.

Lattato. Ha una struttura chimica simile al precedente ma privato del protone H+

HIIT. High Intensity Interval Training, allenamento intervallato ad alta intensità.

HIT, HIIE etc. Vedi HIIT

Per proseguire la conoscenza di questo argomento puoi collegarti al sito https://www.migliaccio.it/ dove troverai i libri ad un livello più "avanzato", ma sempre comprensibile, che ti faranno comprendere sempre meglio tutti gli aspetti.

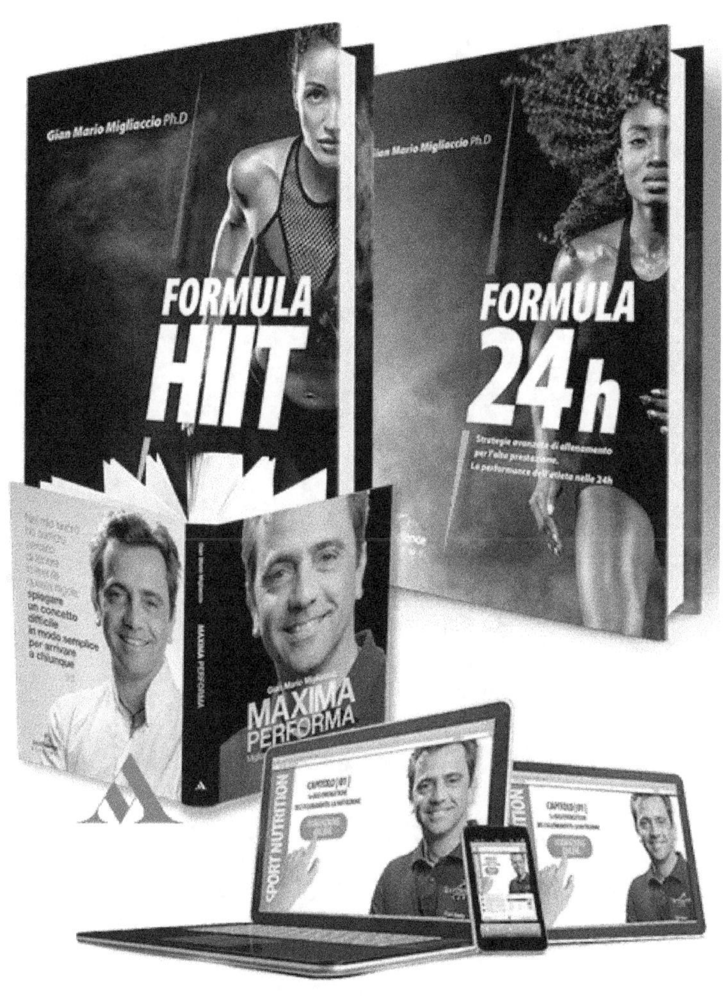

Gian Mario Migliaccio Ph.D
FORMULA HIIT
Gian Mario Migliaccio Ph.D
FORMULA 24 h
Strategie avanzate di allenamento
per l'alta prestazione.
Le performance dell'atleta nelle 24h
MAXIMA PERFORMA
SPORT NUTRITION

www.ingramcontent.com/pod-product-compliance
Lightning Source LLC
LaVergne TN
LVHW041327200726
843509LV00009B/631